养生有道话男科

主编　谢作钢

U0304872

上海科学技术出版社

内容提要

生殖健康关系到男性一生的幸福。本书作者长期从事男科临床工作，从有利于患者康复的角度，就一些常见的、容易误解的男科问题进行答疑解惑。本书既有知识性，又具趣味性；既通俗易懂，又权威可信。其特色是中西医结合，各取所长，是一本与时俱进、实用性较强的男科防病养生科普读物。书中一些章节附有视频二维码，可以方便读者在手机等终端上随时观看。

本书可作为家庭生殖健康科普读本，也可供男科临床、教学人员学习与参考。

图书在版编目（CIP）数据

养生有道话男科 / 谢作钢主编. —上海：上海科学技术出版社，2017.10

ISBN 978-7-5478-3709-2

Ⅰ. ①养… Ⅱ. ①谢… Ⅲ. ①男性—生殖医学 Ⅳ. ①R339.2

中国版本图书馆CIP数据核字（2017）第221048号

养生有道话男科

主编 谢作钢

上海世纪出版（集团）有限公司 出版、发行
上 海 科 学 技 术 出 版 社
（上海钦州南路 71 号 邮政编码 200235 www.sstp.cn）
常熟市华顺印刷有限公司印刷
开本 787×1092 1/16 印张 11
字数：150 千字
2017 年 10 月第 1 版 2017 年 10 月第 1 次印刷
ISBN 978-7-5478-3709-2 / R · 1451
定价：28.00 元

编委会名单

主　编　谢作钢

副主编　吕伯东　崔　云

主　审　李　铮　李澄棣

策　划　黄文毅　姜　荣　郭丽微

编　委（以姓氏笔画为序）

李飖丰　宋力伟　张　晓　张　磊　陈成博

陈盛镱　邵　丰　武志刚　郁　超　欧洋帆

郑燕飞　胡海珍　徐　潘　郭高凡　黄晓军

温从寅　蔡　健

序

随着人民群众生活水平的提高、老龄化社会的到来、人们健康观念的改变，中医药生命力和特色优势进一步凸显出来，如何更好地实现中医药健康养生文化的创造性转化、创新性发展，是当前中医药工作者肩负的重大使命和责任。

男科作为一门研究男性生殖健康的独立学科，一直是中医传统优势领域。几千年来，历代医家不断丰富其内涵、积累宝贵的经验，为中华民族繁衍昌盛、保障男性健康做出了巨大贡献。尤其是近30年，男科临床和学术方面均取得了可喜的进步，给无数的家庭带来了幸福和欢乐。

本书以临床问题为导向，融汇中西医之长，阐述了"男性生殖健康需从娃娃抓起""如何排解男孩青春期的困扰""生儿育女不单单是女方的问题""前列腺炎并非都是'炎'""前列腺增生——老年男人的必经之路""大丈夫也有'更年期之惑'""男性养生策略谈"等14个方面的内容，深入浅出、通俗易懂地解答了贯穿男性一生的常见困扰。尤其是"男性养生策略谈"一讲，较好地展示了中医"生、长、收、藏"的养生理论和独特魅力，既有较强的科普性、针对性，又不失权威性和科学性。

个人认为，科普工作就像把一块石头投进水里，波纹涟漪会慢慢展开，影响很多人。本书作为一本普及男性生殖健康知识的力作，相信会为男性健康起到积极的作用。

浙江省中医药管理局局长 徐伟伟

2017 年 8 月

前　言

　　男性生殖健康，从出生到老年贯穿一生，内容涉及外生殖器及性腺的发育、性生理及性心理的成熟、性功能的正常发挥、生儿育女的快乐享受、性腺功能障碍及衰退的正确维护与保养、性传播疾病的防治等，这些都是男科所面临的课题。

　　近年来，虽然男科的各种诊治手段取得了较快发展，但相对于妇科而言，男科尚属于新生学科，学科发展和普及力度还远远不够。尤其是普通百姓对于男科的认识，基本上是从广告宣传中得到一些有限的、片面的知识，许多问题存在认识误区，使男科疾病患者的康复之路走得并不顺畅。有鉴于此，笔者与温州电视台《养生有道》栏目组合作，录制了《男性生殖健康需从娃娃抓起》等10期节目，在广大观众中获得了较好的评价。另外，笔者在《温州都市报》《温州晚报》等报纸上也刊登了多篇科普文章，在读者中产生了较好的反响。笔者体会到，科普活动不仅给科普对象带来益处，而且对传播者（医生）来说，也是一种鞭策。通过这些活动，拉近了医生与患者的距离，患者的所思所想，变成了医者的所作所为，这是科普活动的另一层意义。"养生为健康，健康需有道"，让更多的男科患者及其家属得到"答疑解惑"的机会，使大家小病能自治，大病不会迷失方向，正确地把握养生康复之道，这是本书的出版初衷。

　　本书结合笔者长期从事男科临床的经验和心得体会，就一些常见的、容易误解的男科问题，通过问答的形式，深入浅出，娓娓道来，同时附上视频二维码，可以方便读者在手机等终端上随时观看。主要话题有儿童生殖健康、青春期教育、勃起功能障碍、早泄、男性不育、生二胎、前列腺炎、前列腺增生、前列腺癌、男性更年期、性传播疾病、男性养生等，可以说贯穿了男性一生的健康问题。本书的特点是不仅有科普问答，还兼有养生保健；不仅有西医内容，还有中医特色介绍，中西合璧，各取所长。本书在编写时参考了《中国男科疾病诊断治疗指南》（2013 版）、《中国泌尿外科疾病诊断治疗指南》（2014 版）以及国内外的最新研究进展，使问题的解答具有权威性和科学性。

感谢中国医师协会男科医师分会总干事、上海交通大学附属第一人民医院泌尿外科中心男科主任李铮教授，感谢温州医科大学附属第一医院原泌尿外科主任李澄棣教授，在百忙中为本书审阅把关！

感谢浙江省中医药管理局徐伟伟局长在百忙中为本书作序！

感谢温州电视台《养生有道》栏目组成员的精诚合作和辛勤付出！

由于作者水平有限，书中难免出现一些错误或不足之处，敬请各位读者批评指正！

谢作钢

2017 年 8 月于温州

目 录

第一讲 男性生殖健康需从娃娃抓起

◀)) **话题四　说说"尿尿"的问题**

第二讲　如何排解男孩青春期的困扰

◀)) **话题一　谈谈青春期的生理及心理变化**

◀)) **话题二　青春期有哪些性的烦恼**

第三讲 勃起功能是男性健康的晴雨表

◀)) **话题一** 正确认识勃起功能障碍

◀)) **话题二** 勃起功能障碍是全身性的疾病

第四讲　玛卡真的是壮阳神药吗

第五讲　早泄，心理乎? 生理乎

第六讲　生儿育女不单单是女方的问题

◀)) **话题三 男性不育该查些什么**

◀)) **话题四 男性不育如何治**

◀)) **话题五 复发性流产男方因素有哪些**

第七讲 生二胎，男性需要注意些什么

◀)) **话题一 男性也有最佳生育年龄吗**

第八讲　前列腺保健

第九讲 前列腺炎并非都是"炎"

第十讲 前列腺增生——老年男人的必经之路

第十一讲 前列腺癌，可怕吗

第十二讲 大丈夫也有"更年期之惑"

第十三讲　男性性传播疾病重在预防

第十四讲　男性养生策略谈

第一讲

男性生殖健康需从娃娃抓起

【导读】说到男性生殖健康问题，很多人一定认为是大人的事情，对于小孩的生殖器官相关的问题，家长大多选择漠视。但你知道吗，一些成年男性生殖器官的问题，在儿童时期已露端倪，只不过被父母忽略而延误了最佳治疗时机。可见，男性生殖健康应从小抓起，本次讲座内容就要为您来答疑解惑。

话题一　呵护男性生殖健康从儿童期开始 <<<<

001. 儿童生殖健康的意义是什么

关于孩子成长的话题，家长们往往会十分关注，但说到儿童生殖健康的问题，很多家长便会觉得有些尴尬了。那么，谈论儿童生殖健康的意义在哪里呢？男性生殖健康的主要内容包括 3 个方面：一是有良好的生育与性生活能力；二是保证性生活安全，不使自己及性伴侣患性病；三是对自己的性与生殖行为有社会和家庭的责任感，保护自己的妻子无意外妊娠。对儿童来讲，主要关注第一条，就是要确保男孩长大后具备正常的性能力和生育能力。现在发现有些育龄男性生育能力低下与儿童时期错过治疗机会有关。比如隐睾，儿童时期如不及时治疗，长大后可能出现少精子症，甚至无精子症。再举一个例子，男孩在儿童性发育期如家长教育不当，或受到不良刺激，长大后会出现性冷淡或勃起功能障碍。所以男性的生殖健康必须从儿童时期抓起，应该高度重视男性儿童的生殖健康问题，做到早防、早治，不留后患。据统计，高达 52% 的家长并不了解儿童生殖健康的基本知识，87.5% 的家长想了解这方面的知识却无从下手。所以普及男性儿童的生殖健康知识迫在眉睫。

002. 儿童时期性发育有哪些特征

我们今天主要讲的是男孩，人们往往有这样一种认识，觉得性成熟是青春期的事，但对青春期之前性器官的变化知之甚少。其实男人一生中性发育要经历两个高峰期，第一个性发育高峰是 3 ~ 6 岁，也就是儿童期，第二个性发育高峰才是青春期。儿童期性发育变化特征主要表现在 3 个方面：一是孩子在 3 岁半左右，通往外生殖器的感觉神经发育完成，这时候来自生殖器的刺激可以完整地传递给大脑，使孩子产生初始的性感觉。二是 3 ~ 6 岁的阶段，体内雄激素的分泌逐渐增加，雄激素会激发性欲，并使外生殖器对触摸的刺激敏感。并且随着刺激的不断增加，使得性感觉逐渐增强。很多家长对孩子频繁用手去抚摸小鸡鸡感到困惑，甚至觉得是病态，其实这是很正常的。三是 3 岁半左右的孩子不仅对自己的生殖器官有感觉，并且开始对周围环境的性信息也敏感，包括嗅觉、视觉、触摸等感官刺激，尤其对父母身体暴露的一些性信息有独特的感觉。在这些综合因素的影响下，儿童性心理同样发展迅速。

003. 儿童在性发育过程中会有一些什么样的外在表现

只要家长们稍加留意，就会发现在您的男宝宝身上会表现出许多丰富多彩的性"把戏"：①对于性的强烈好奇心，他们喜欢看父母洗澡、上洗手间，甚至是出现恋母情结。②他们会向父母提出很多关于性的问题，比如"我从哪里来"，"女孩为什么没有小鸡鸡"等。③他们还会玩很多和异性相关游戏，比如结婚、生宝宝、"过家家"等。④频繁抚摸生殖器，或互相观看抚摸，男孩间比试谁的鸡鸡大等。显然，男孩在性发展中所出现的这些行为，在成年人看来是不符合道德规范的，但这出于儿童的天性，无可厚非。

004. 家长如何对待孩子性发育过程中一些看似不雅的习惯呢

大人经常发现孩子会习惯性地去摸"小鸡鸡"，虽然这是正常的情况，但家长如何来纠正这种看似不雅的习惯呢？作为父母，要学会主动去观察男孩的生长发育过程，对他们在性发育过程中所表现出的各种幼稚行为，要有思想准备，要充分理解与接纳，避免指责，更不应惩罚，要以正确引导为主。反之，如果教育不当，容易使孩子的心理受到打击而产生"性罪恶"观念，将来长大以后可能会导致性功能障碍，这是很可惜的。所以，作为家长，要珍视童心，培育孩子的兴趣，让孩子多接触自然，使自己的孩子能在健康的环境中顺利完成生殖器官的生长发育和性心理的发展，为今后成年的性健康打下坚实的基础。

005. 一般儿童时期生殖器的哪些问题值得家长关注呢

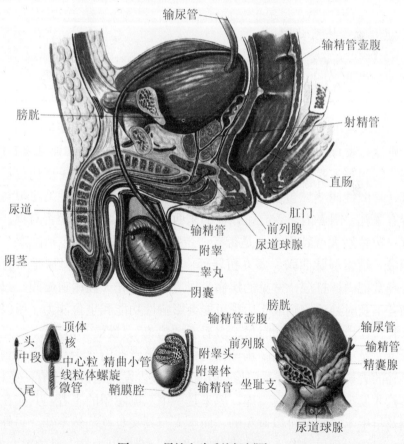

图1-1 男性生殖系统解剖图

表1-1　儿童期生殖健康常见问题

主要问题	分　类
"鸡鸡" 问题	小　阴　茎
	包皮过长
	包　　茎
	隐匿性阴茎
"蛋蛋" 问题	隐　　睾
	鞘膜积液
	精索静脉曲张
	睾丸扭转
"尿尿" 问题	尿道下裂
	先天性尿道瓣膜
青春期延迟	—
性早熟	—

　　上面讲的主要是关注儿童性发育过程中的一些心理变化。儿童时期生殖器官发育问题主要关注男孩的"鸡鸡""蛋蛋""尿尿",详见表1-1。"鸡鸡"的问题主要看男童的阴茎和包皮发育是否正常,常见疾病包括小阴茎、隐匿性阴茎、包皮过长、包茎。"蛋蛋"的问题需要关注阴囊内是否有睾丸,阴囊内是否有蚯蚓样的东西,两边阴囊大小是否对称,是否有一边特别大或特别小,是否有"蛋痛",常见的疾病包括隐睾、鞘膜积液、精索静脉曲张、睾丸扭转等。"尿尿"的问题看排尿是否直,是否经常把内裤打湿,常见的疾病为尿道下裂、先天性尿道瓣膜。以上疾病若不及时处理,到成年后很可能会影响性功能和生育能力。所以作为家长,在给孩子洗澡的时候,多看看"鸡鸡",摸摸"蛋蛋",一旦发现异常,及早到医院做进一步详细的检查。笔者在门诊中经常会碰到一些年轻的夫妇,因为不育看门诊,精液化验报告发现精液里没有一条精子,体检才发现两侧的阴囊空虚,原来是一个双侧隐睾的患者。其实在儿童期及早手术是完全可以避免的,而本人及其父母竟茫然不知。另外,笔者也经常碰到男孩晚上睡觉时突然"蛋痛",家长以为是一般的睾丸炎症,

以为吃点消炎药就好，没有及时检查，最后发现是睾丸扭转，到医院时睾丸已经缺血坏死，延误了最佳治疗时机，只能切除睾丸，而遗憾终生。所以家长对男孩的生殖器官的任何异常变化都需要引起足够的重视和警惕，增加这方面的科普知识，有问题及时咨询泌尿外科或男科的专家，呵护孩子的生殖健康。

话题二 关于"鸡鸡"的问题 <<<<

006. 如何判断儿童"小鸡鸡"的大小是否正常

（1）男孩的生殖器历来是父母关注的焦点之一，毕竟将来还要靠它传宗接代。很多家长在给孩子洗澡的时候，发现孩子的"鸡鸡"很小，有的甚至在体外摸不到。笔者也经常在门诊碰到家长带孩子过来看阴茎短小的情况。其实，男孩阴茎外观短小有两种情况：一种是阴茎确实很小，我们称之为小阴茎。另一种则是上面提到过的隐匿性阴茎，阴茎本身发育正常，但由于隐藏在耻骨前的脂肪组织中，外观看起来很短小，这种不是真正意义上的小阴茎。

（2）关于阴茎尺寸到底有没有标准的问题。一般我们指的小阴茎是指阴茎与同龄人相比过小。一般正常男性新生儿阴茎的长度约为 3.5 厘米，而小阴茎仅为 1.5 厘米左右。也有初生婴儿生殖器长度不足 1 厘米，1 ~ 3 个月才逐步恢复正常的。一般来说，在男婴长到 1 岁的时候，即可判断男婴的生殖器有多长。

007. 如果真的是小阴茎，这是一种病吗？该做哪些检查？可以治疗吗

（1）阴茎短小的检查。在临床上，小阴茎患者常伴有双侧隐睾、睾丸发育不良或睾丸缺如等先天性疾病。这些疾病往往和性腺功能减退症、垂体功能减退症等内分泌疾病有关，也可见于患有染色体缺陷或两性畸形等疾病的患儿。另外，个别小阴茎患儿的染色体和内分泌状况均正常，其小阴茎属于特发性（原因不明）小阴茎。所以如果家长发现男孩阴茎短小，首先需要到正规医院泌尿外科或男科做进一步检查，排除隐匿性阴

茎，如确实是小阴茎患者则需进行系统的内分泌检查和染色体核型检查。

（2）阴茎短小的治疗。特发性小阴茎患者可试用1～2个疗程的绒毛膜促性腺激素。进行内分泌治疗失败者，可考虑手术治疗。

008. 隐匿性阴茎可能会和阴茎短小混淆，这是怎样一种情况

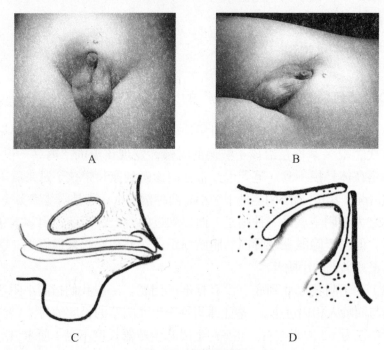

A   B

C   D

图 1-2　隐匿性阴茎

A、B：隐匿性阴茎实例照片；C、D：隐匿性阴茎的解剖示意图

经常看到有些宝宝的"小鸡鸡"很小，看起来像"鸟嘴"，这其实就是隐匿性阴茎（图 1-2）。所谓隐匿性阴茎，就是阴茎发育正常，但没有充分暴露出来，阴茎海绵体埋藏在耻骨前皮下组织，阴茎外观短小。由于阴茎体缩藏于体内，凸出外面的只有尖尖的小包皮，如果用手将阴茎皮肤向内挤压，阴茎体就会显露出来，手稍放开，阴茎体便回缩。

009. 为什么会出现隐匿性阴茎？会带来什么影响

（1）隐匿性阴茎的发病机制还不是很明确，主要是由于阴茎肉膜的

发育异常引起。另外，肥胖的儿童要注意，肥胖的孩子局部脂肪组织增多，影响性激素的代谢，影响外生殖器的发育；下腹部局部脂肪增厚，对阴茎体有包埋的作用，"小鸡鸡"陷在脂肪堆里，看起来肯定显得小了。所以，在肥胖儿童中，隐匿性阴茎的发生率特别高。

（2）隐匿性阴茎的影响。①对孩子的心理带来负面影响：隐匿性阴茎造成阴茎外观短小，可能给孩子带来自卑感。②影响阴茎发育：由于异常增生的纤维索带，造成了阴茎体的束缚，不同程度上会影响阴茎的发育。③影响性生活及生育：由于整个阴茎体陷在皮下，隐匿性阴茎会影响成年后的性功能及生育。

010. 碰到隐匿性阴茎该怎么处理

隐匿性阴茎多见于青春期前儿童，在青少年畸形发病率中占 0.67%，仅次于包茎和包皮过长，但很多家长往往把隐匿性阴茎误以为包茎或包皮过长，要求医生给孩子做包皮环切手术。殊不知隐匿性阴茎本来皮肤就不够，如果盲目切除包皮，虽然龟头露出来了，但会造成阴茎皮肤缺损，将来会严重影响阴茎勃起的长度。笔者遇到过一些隐匿性阴茎被当作包皮过长误切的患儿，最后只能做植皮手术，非常可惜。那么，家长发现阴茎短小该如何做一个初步判断呢？可以挤压阴茎根部，如果患儿的阴茎能够很好地显露出来，松手后又缩回去了，就有可能是隐匿性阴茎，建议去正规医院的泌尿外科或男科进一步确诊。明确了是隐匿性阴茎，该怎么处理呢？有两种情况不急于手术：一是轻度的隐匿性阴茎，包皮口松弛，挤压阴茎，龟头能良好地显露出来，但不急于做手术。因为随着青春期到来，阴茎的发育伸长，部分隐匿性阴茎会逐渐好转。二是肥胖儿童小阴茎比较多，且大部分属于埋藏阴茎，也就是阴茎埋藏在耻骨前增厚的脂肪垫下，不能外露阴茎。如果家长发现自己的孩子是个小胖墩，而"鸡鸡"又小，也不必急于做手术。随着其年龄的增长，尤其是其耻骨前脂肪减少后，大部分人可自愈，先减肥后再看看，如确实是隐匿性阴茎再做手术，效果会比较好。真正需要及时手术治疗的是那些伴有包茎或中、重度的隐匿性阴茎。手术方法很多，但总的原则是充分游离出隐藏在体内的阴茎海绵体，将阴茎白膜和阴茎皮肤的皮下做适当固定，再根据阴茎的实际长度对包皮进行裁剪。

011. 什么是包皮过长和包茎

关于男宝宝的生殖健康，提到最多的就是包皮过长的问题了。大家
知道，每逢寒暑假期，很多家长
都带着自己的孩子来泌尿外科或
男科门诊，让大夫看看自己的孩
子是否包皮过长，是否需要做手
术。首先大家需要弄明白，什么
是包皮过长和包茎。包茎与包皮
过长是一对"难兄难弟"，也是小
儿的常见病。包皮过长指包皮覆

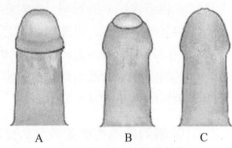

图 1-3 包皮过长和包茎
A：正常包皮；B：包皮过长；C：包茎

盖于全部阴茎头，但仍可以上翻，而包茎是指因包皮口狭窄或与阴茎头
粘连，阴茎头不能外露（图 1-3）。

012. 为什么包皮会过长？包皮有什么作用

回答这个问题之前，首先要明确包皮的发育与阴茎海绵体的发育是
不同步的。青春期之前，小孩阴茎海绵体发育比较慢，几乎每位男孩子
都会出现包皮过长或包茎。正因为少儿时期性器官发育较为迟缓，且免
疫力相对低下，此时，过长的包皮对阴茎龟头具有保护作用。但进入青
春期，阴茎海绵体生长速度相对快，包皮生长相对慢，部分龟头就会露
在包皮之外了，这样就不存在包皮过长的问题了。

013. 包皮过长和包茎对健康有何影响？什么情况下需要手术治疗

包皮过长、包茎，易形成包皮垢及包皮结石；包皮过长如发生感染
容易引起包皮龟头炎，形成继发性包茎；包皮垢的刺激和包皮龟头炎的
反复发作，是引起阴茎癌的重要原因。所以包皮过长，特别是包茎，对
男孩的生殖健康还是有影响的。

那么对于包茎和包皮过长应该怎样治疗呢？需不需要手术呢？其实
小儿包皮过长是正常现象，一般新生儿包皮与阴茎头有上皮粘连，在 4

岁以后其内层皮肤会逐渐成熟而与龟头分开，让龟头得见天日。而在这之前的包皮，仅在中央开口提供排尿之用，所以切勿尝试翻下男婴的包皮清洁龟头。约4岁以后，父母可以人为地、经常地将包皮适度地向上翻动，用人工的方法循序渐进地扩张包皮口，促进包皮与龟头"分家"，从而降低包皮过长或包茎的发生率。当然为了安全，最初几次翻动最好在医生的指导下进行，避免外翻包皮时损伤包皮口导致继发性瘢痕狭窄。很多学龄前儿童虽然包皮过长，但包皮口宽松，家长需要教会孩子自己洗澡的时候多翻动包皮，清洗龟头，防止龟头炎症。随着年龄的增长，尤其到了青春期，阴茎发育增长，包皮过长的现象就会改观。只有一部分男孩，到了青春期发育过后，仍不能暴露龟头，并且经常出现龟头包皮炎症的，则需要手术治疗。当然如果包皮口实在狭小，虽然能勉强上翻，但容易造成狭窄环嵌顿和损伤，患儿疼痛，或者对于虽然注意清洁但仍经常导致包皮龟头炎症或尿道炎的患儿，也可以考虑早期手术治疗。比起包皮过长这个"难兄"，包茎这位"难弟"就没那么幸运了，如果发现是包茎的患儿，应主张尽早进行包皮环切术。

014. 什么年龄做包皮环切术比较好呢

关于手术的时机，对无影响排尿及无包皮垢形成的小儿，一般建议在学龄前或8～9岁以后进行，年龄稍大的孩子相对比较好沟通与配合，只要局部麻醉就可以，不需要全身麻醉。当然，在行包皮环切手术之前，一定要排除隐匿性阴茎，因为隐匿性阴茎不是包皮过长，而是阴茎埋藏在体内，外观短小而已，盲目地切除包皮，会导致阴茎皮肤缺损，成年后会影响勃起。

话题三 有关"蛋蛋"的问题 <<<<

015. "蛋蛋"有什么作用

"蛋蛋"（睾丸）位于阴囊内，左右各一。"蛋蛋"的功能主要是生成精子和分泌雄激素（睾酮）。精子与卵子结合受精繁殖后代；睾酮对男性生殖器官的发育和成熟以及对男性第二性征的出现起重要作用。睾酮还具有维持性欲、维持肌肉强度、骨密度以及提升体能等多种作用。

016. 什么是隐睾

细心的父母在给宝宝洗澡时，有一天突然发现，宝宝的阴囊空空的，"蛋蛋"躲到哪儿去了？确实是这样，隐睾就是躲起来的睾丸，这是门诊经常碰到的病例。一般在母亲怀孕 9 个月后胎儿睾丸可下降到阴囊内，故孩子一出生就可在阴囊内触及花生米大的睾丸，只有极少数一侧或两侧无睾丸。如果出生 3 个月后阴囊内仍不能触及睾丸，则应视为隐睾。研究发现，发生隐睾的概率是 1%～7%，其中单侧隐睾患者多于双侧隐睾患者，尤以右侧隐睾多见，隐睾有 25% 位于腹腔内，70% 停留在腹股沟，约 5% 停留在阴囊上方或其他部位（图 1-4）。

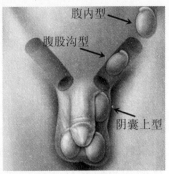

图 1-4 隐睾的分类

017. 隐睾有哪些危害呢

（1）影响生育。精子的发生环境需要比正常体温要低的温度，而男性睾丸的适宜居住地——阴囊，就像一个空调，皮肤皱折较多，散热能力较强，能保证睾丸内的精子保持低于腹腔大概 2℃ 的环境，有利于精子的发生和成熟。若睾丸不能及时降至阴囊，而抛锚于温度较高的腹腔内，时间一长，就可影响睾丸的正常发育，睾丸的生精上皮变性，不能产生精子，男孩将逐渐丧失生育能力。

（2）隐睾恶变。隐睾患者其睾丸癌发病概率为正常人的 30～40 倍。笔者收治过一位年轻人，因为腹痛入院，查体发现右侧隐睾，同时发现腹腔内肿块破裂出血，手术后证实为隐睾恶变，也就是睾丸癌。

因此，不管从生育角度还是从健康角度考虑，隐睾患者都需要及时治疗。

018. 隐睾该怎么治疗呢？如何选择睾丸下降固定术的最佳时机

（1）观察等待。根据有关资料的统计，新生儿隐睾的发生率约为1.8%，但相当部分可在1岁内自然下降。所以如果宝宝在1岁以内，阴囊内没有发现睾丸，年轻父母亲也不要着急，可以等待观察，或可以到医院先尝试内科药物治疗。如果男孩超过1岁仍不能摸到睾丸，就需要及时去医院进行手术治疗。

（2）选择睾丸下降固定术的最佳时间。选择手术时机很重要，若睾丸不能及时降至阴囊，一般2岁开始就会对睾丸制造精子的能力产生不可恢复的损伤，成年后对生育将产生明显的影响。尤其是双侧隐睾的男孩，如果不处理，成年后就会出现无精子症，所以手术应在2岁内进行，年龄越小，手术效果越好，对睾丸的影响越小。隐睾的手术治疗就是将停留在半途的睾丸往下拉至阴囊中固定，绝大多数都可一次治愈，但有些腹腔内隐睾症，手术必须分成两个阶段才能成功地将睾丸固定。隐睾症的延误，往往是父母的疏忽造成，所以帮小男婴洗澡时，请记得至少要有一次完整地摸到两颗质地、大小相当的"蛋蛋"在阴囊内，只要有疑问，一定要尽早去医院做检查。

019. 什么是儿童鞘膜积液

很多家长给孩子洗澡的时候，会发现两边"蛋蛋"大小不一样，大的可能像鸡蛋或鸭蛋一样。其实，增大的一侧并不是"蛋蛋"真的变大了，而是"蛋蛋"周围有积水，使阴囊撑大起来。这就是儿童比较常见的睾丸鞘膜积液。

020. 儿童鞘膜积液如何形成

正常睾丸鞘膜囊内有少量浆液存在，性质与腹腔内浆液相似，有滑润作用，能使睾丸在其中自由滑动。在正常情况下鞘膜囊壁有分泌和吸收浆液的功能，并使其容量保持稳定。若鞘膜本身及周围器官或组织发生病变，使鞘膜的分泌、吸收功能失衡时，则形成各种不同类型的鞘膜积液（图1-5）。而儿童鞘膜积液和成人鞘膜积液形成的机制不同。胎儿在子宫内8～9个月时睾丸从腹腔降入阴囊，当睾丸降入阴囊后，从腹腔到阴囊的通路会关闭。如果不关闭，将造成鞘膜腔与腹膜腔相通，腹腔内液体能随体位的改变在鞘膜腔和腹腔之间来回流动，临床常表现为阴囊时大时小的变化，形成交通型的鞘膜积液，如图1-5D及图1-6。儿童鞘膜积液一般无全身症状，多由家人发现一侧腹股沟或阴囊肿块，或两侧的局部肿块，生长较慢，不引起疼痛，当肿块较大时，可有坠胀感。

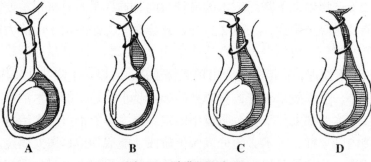

图1-5　鞘膜积液分型

A：睾丸鞘膜积液；B：精索鞘膜积液；C：睾丸精索鞘膜积液；D：交通性鞘膜积液

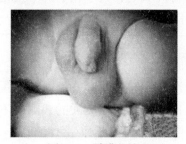

图1-6　鞘膜积液

021.儿童鞘膜积液有何危害

由于长期的慢性鞘膜积液，因张力大而对睾丸的血供和温度调节产生不利的影响，严重的可能引起睾丸萎缩，如果积液严重，影响双侧睾丸，导致睾丸生精功能不良，很可能影响孩子将来的生育能力，且易伴有疝，会造成急性肠梗阻，所以一旦家长发现男孩有睾丸鞘膜积液，一定要引起重视。

022. 儿童鞘膜积液手术时机如何选择

如果鞘膜囊体积不大，张力不高，可不急于手术治疗，特别是 1 岁以内婴儿尚有自行消退的机会。1 岁以后的鞘膜积液观察一段时间（一般 3 ~ 6 个月）无自愈迹象者也应早日手术。如鞘膜积液张力较大（包块很硬），可能影响睾丸血液循环，导致睾丸萎缩者，应早日手术治疗（年龄不是主要因素）。一般手术治疗年龄选择在 1 ~ 2 岁为宜。

前面提到过，小儿无论是精索部位或是睾丸部位的鞘膜积液囊，几乎都与腹腔相通（也就是医学上所说的鞘状突未闭），因此治疗小儿鞘膜积液主要依靠手术高位结扎未闭合的鞘状突，即可避免腹腔液体漏入鞘膜囊，远端鞘膜囊张力较大者可以用注射器抽液或敞开鞘膜囊，张力较小者无须处理即可吸收闭合。这样一来手术简单易行，无需剥离鞘膜囊，减少了出血和精索结构破坏的概率，预后更好。小儿鞘膜积液手术是个小手术，术后恢复是很快的，在术后应该让孩子穿透气的内裤，平躺后垫高阴囊，随时观察阴囊看看是否有肿胀现象，根据医生的建议定时换药，在休息期间不要吃辛辣的食物，下床活动要托住阴囊，卧床休息期间要及时排气，保持大便畅通，一般情况下 2 周左右就可以慢慢恢复。

话题四　说说"尿尿"的问题 <<<<

023. 什么是尿道下裂

前面谈到，家长要关注男孩的尿尿情况，如果尿线歪斜，撒尿的时候尿不远，甚至是往下、往后尿，或者经常把自己的裤子尿湿（有些男孩为了避免尿液浸湿裤子会养成蹲着排尿习惯）。这些情况有可能是男孩的尿道开口异常。其中如果尿道异位开口于阴茎腹侧即为尿道下裂，是比较常见的尿道开口异常的情况。除了尿道开口异常外，还会有阴茎背侧包皮正常而腹侧包皮缺乏、阴茎向腹侧屈曲畸形等表现。尿道开在阴茎腹侧口有不同的位置，越靠近阴囊，越严重。根据尿道外口位置不同，可分为以下几种类型（图 1-7）。

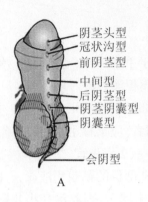
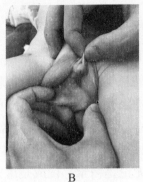
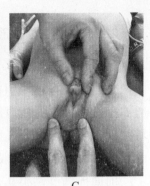

阴茎头型
冠状沟型
前阴茎型
中间型
后阴茎型
阴茎阴囊型
阴囊型

会阴型

A　　　　　　　B　　　　　　　C

图 1-7　尿道下裂位置

024. 尿道下裂是先天性的吗

尿道下裂是小儿常见的先天尿道畸形，它是指前尿道发育不全。近几年发病率有所提高，约 300 个男孩中就有一个患尿道下裂的。

025. 尿道下裂有哪些影响

（1）尿道下裂常伴有阴茎向下弯曲，严重的尿道下裂患儿需要采取坐姿排尿。尿道下裂导致的外生殖器的畸形及排尿异常，容易受同龄孩子的嘲笑，对患儿心理造成严重的影响，导致患儿内向、自卑及孤独，不利于患儿身心健康地成长。

（2）成年后，由于阴茎的弯曲纠正不及时，导致阴茎发育不良、短小。

（3）严重的尿道下裂（尿道开口在会阴部），成年后常常不能进行正常的阴道内射精，会影响生育。

026. 尿道下裂几岁手术合适

如上所述，尿道下裂如果不及时纠正，影响很大。手术是尿道下裂的唯一治疗方法。手术治疗的目的是矫正畸形（阴茎下弯），使尿道口恢复正常位置，小儿能站立排尿，成人有生殖能力。最佳手术年龄是 2 岁到学龄前。国内外学者均有报道，2 岁以上的患儿与成年的手术难度并无明显差异，且 2 岁后患儿对麻醉的耐受力明显提高，记忆不强，手术对其心理影响最小。手术方式有很多种，任何一种手术方式都会有一定的并发症,家长应有思想准备,即使手术成功,其外观也不能与正常"原装"相比。另外,术前准备、会阴部的清洁和术后尿道的护理对手术成功起着非常重要的作用。故家长应与医护人员密切配合,保证手术的成功。术后随着孩子的长大,也应该定期到医院随访复查,以追踪观察排尿和阴茎发育情况。

第二讲

如何排解男孩青春期的困扰

【导读】孩子到了青春期，生理和心理都会发生一系列变化，家长面临一系列新的挑战。因此如何正确地认识孩子的生殖健康问题，成为必不可少的责任，如何排解男孩青春期面临的诸多困扰呢，本次讲座就要为您来解惑。

话题一　谈谈青春期的生理及心理变化 <<<<

027. 男孩青春期是不是提前了

青春期是每个人成长必然经历的过程，许多家长都非常关心自己孩子青春期发育，尤其是近年来，随着饮食结构的变化、环境激素的影响以及信息社会等因素的刺激，使得男孩青春期发育普遍提前。流行病学调查显示，儿童性发育时间从原先的普遍认为 11 ～ 12 岁开始发育，提前到女孩平均 9.7 岁，男孩平均 11.3 岁。当然，青春期提前到来不等于性早熟。目前对于性早熟的标准还是没变，一般认为女孩在 8 岁以前出现乳房发育，在 10 岁以前月经初潮；男孩在 9 岁以前，睾丸开始发育，出现第二性征(睾丸体积 > 4 毫升或阴毛发育)，并伴有体格的过速发育，称为性早熟。我国儿童性早熟率约为 1%，在某些经济发达的城市大约是 3%。这里顺便提一下，既然有青春期提前，必定有青春期延迟。男孩 14 岁及以上，如果睾丸长径 < 2.5 厘米或体积 < 4 毫升，阴毛未出现，就要怀疑青春期延迟。无论是性发育延迟或早熟均会对男孩成年后的生殖健康带来不良影响，均需尽早去医院检查。

028. 男孩青春期有哪些生理及心理上的表现呢

（1）性生理成熟

1）第一性征变化

■ 阴茎增长、变粗。

■ 睾丸增大。

2）出现第二性征（10～19岁）

■ 胡须、体毛逐渐变得浓密，喉结突出，声音低沉。

■ 身体迅速长高，肌肉发达。

■ 阴毛出现。

■ 遗精。

（2）性心理成熟

1）性成熟的心理体验

■ 首次遗精。

2）性追求、性爱慕阶段

■ 性心理需求比较明显。

■ 好奇——探索。

■ 谈恋爱、性幻想、手淫。

3）恋爱、婚姻阶段

■ 建立家庭，抚养后代。

029. 究竟是我们身体里的什么发生了变化，导致了性成熟呢

这些变化都来源于血液中的一种物质的变化，就是睾酮水平不断增加。此时男性生殖器官进一步发育成熟，包括阴茎增长、变粗和睾丸体积的增加，睾丸的精曲小管上皮不断有精子生成。排精象征男性性功能成熟，男性进入青春期，生殖器官发育成熟，不断产生精子和精浆，在性欲冲动或生殖器官受到刺激后（无意识物理刺激，如裤子太紧、异物摩擦等），不自觉地将其排出体外，这是一种生理现象。睾酮水平的增加也使得男性第二性征逐渐发育，阴毛生长是第二性征的前奏，接着身体迅速长高，肌肉发达，胡须和腋毛长出，声音变得低沉。

030. 为什么会有青春期的烦恼？甚至有性罪恶感

人们往往经历了性成熟的过程，进而长大成人，但对于刚刚经历这一变化的男孩来讲，性往往带来种种烦恼，甚至有的男孩一开始对性有罪恶感，为何会这样？男性性成熟带来上述器官的显著变化，这是男子汉的象征，应该感到自豪。但对有些男孩来讲，同时也带来了性的烦恼。这主要与他们对"性"持有不正确的认识有关。这些不正确的认识主要来自儿童期，与家长的引导不当有关。不少青少年把性视为肮脏、下流，或难以启齿、见不得人，以致对自己的性冲动、性行为感到羞愧、自责、苦恼和困惑，并产生厌恶与恐惧心理等。其实性冲动是青少年男女生理、心理的正常反应，是在性激素的作用下和外界有关刺激下产生的，就像饿了想吃饭，是本能的自然现象，并不是不纯洁、不道德或可耻的行为。所以，青少年朋友一定要尽快学会正确面对、主动接受自身的一系列变化。

话题二 青春期有哪些性的烦恼 <<<<

031. 青少年朋友在第一次遇到遗精时会很困惑，遗精是病吗

遗精是青春期的标志。进入青春期后，突然有一天醒来后发现自己内裤有一块湿湿的、黏黏的液体，突然变得困惑不已，都这么大了还"尿床"？相信这是每个成年人都经历过的，这就是遗精。似乎每个月总有那么几次，羞涩、尴尬，甚至是烦恼伴随着自己。

遗精是在非性生活的情况下发生的射精，根据发生的时间，分为梦遗和滑精。发生于睡眠做梦过程时叫梦遗，发生在清醒时叫滑精，滑精大多数情况下实际上是尿道分泌物和前列腺分泌物，一般梦遗更常见。门诊经常会遇到家长带着孩子过来要求治疗遗精，那么遗精到底是不是病呢？需不需要治疗呢？为了回答这个问题，我们只要把遗精的原因分分类就知道了。

（1）生理性遗精。男性在进入青春期后，男性内生殖器也逐渐成熟，

睾丸不断产生精子，附睾、前列腺和精囊腺等附属性腺分泌精浆，精子和精浆储存到一定程度就需要排出体外，所谓"精满自溢"，这种遗精是一种正常的生理现象。一般发生的年龄在 14 ~ 20 岁比较多见。正如中医古籍《黄帝内经》："二八，肾气盛，天癸至，精气溢泻，阴阳和，故能有子。"说明生理性遗精是肾气充足的表现。

（2）病理性遗精。主要是生殖器官病变引起的，如包茎或包皮过长引发的炎症、尿道炎、前列腺炎、精囊炎等，这些病变的局部刺激，也可导致遗精。其次，体质较差或过度疲劳，造成神经、内分泌功能一时性失调，这种情况常见于频繁手淫者，中医所谓的"肾气不固"，就像《红楼梦》中的贾天祥一样，甚至不梦而遗。病理性遗精应该尽早就医。

（3）其他因素。青春期比较容易性冲动，如果过度关注性问题，使大脑皮质处于持续性兴奋状态而诱发遗精；局部刺激，如衣裤过紧、睡眠时被褥沉重，刺激外生殖器，也可诱发遗精等。

遗精对于人的不良影响，首先是心理上的困扰，继而是身体受累。所以，青少年首先对性知识要有正确的认识，然后平时多运动，少看少想和性相关的东西（书、图、影音、网站等），把注意力转移到学业上或健康的兴趣爱好上来，特别是体育运动，劳逸结合。此外还要注意卫生，最好天天清洗阴部，内裤不要穿太紧，晚上被子不要盖太重，被窝温度不要太高，睡觉时不要俯卧。

032. 遗精过多对身体有害吗？应该怎么看待这个问题

生理性的遗精并不会给身体带来有害影响。一般过了青春期后，到了成年结婚有规律性生活后，生理性遗精的现象自然会消失。大家往往担心的是，精液是人体的精华，民间还有"十滴血一滴精"之说，认为遗精会耗损人的元气，使身体虚弱。有些青少年遗精以后，忧心忡忡，这是完全没有必要的。其实，精液并不那么珍贵。遗精（包括性生活射精）时每次排出的精液为 2 ~ 6 毫升。精液的组成虽然复杂，但它的主要成分是水、蛋白质和一些糖分，而且，蛋白质、糖分占的比例很小。一般健康未婚男子，每月遗精 1 ~ 4 次属正常现象，只有当遗精太频繁，一周数次或一夜数次，甚至清醒时也会出现遗精，或伴有精神萎靡、头晕乏力、腰腿酸软等现象，就需要到医院检查，寻找原因，看看是否属于病理性遗精。

033. 青春期出现晨勃正常吗

门诊有时会碰到青少年过来咨询，早上醒来阴茎勃起很厉害，怎么办？他们所说的早上醒来勃起称之为晨勃。晨勃指男性在清晨 4 ~ 7 点阴茎在无意识状态下的自然勃起，不受情景、动作、思维的控制而自然勃起。这种晨勃在青春期及性发育期尤其明显，随着年龄的增长，阴茎的勃起次数和时间都会逐渐减少，对身体一般没有什么影响。所以说晨勃是一件非常正常的现象，不用担心。

034. 为什么会出现晨勃

一般来说，男性每天晚上会有 3 ~ 5 次的勃起，每次勃起时间平均15 分钟，但也有长达 1 小时之久的，这是人的一种自然生理反应，而晨勃正是夜间勃起的延续。只要神经、血管及阴茎海绵体结构与功能正常，就会有勃起现象。这种自发的生理现象是不以人的意志为转移的，就像雄鸡报晓一样自然。

035. 晨勃少就是功能不行吗？怎样正确看待晨勃

当然，有一部分人对晨勃减少也很纠结。由于男性身体每天的状态不同，晨勃也不尽一致，单凭有没有晨勃，并不能判断男子性功能的好坏。但晨勃作为健康的参考标准之一，对男人来说依然很重要。其实，影响晨勃的因素很多，主要有以下几种：年龄因素；悲愤过度、精神抑郁等低落情绪能使晨勃明显降低；高血压、糖尿病、血脂异常、腰椎间盘突出等慢性病；一些降血压、降血糖、镇静类药及清热解毒、滋阴降火类中药也会导致晨勃减退；还有一些不良生活习惯，如过度抽烟、饮酒、作息时间不规律、夜间睡眠时间过少等，也能影响晨勃。总之，不以晨勃论英雄，晨勃少，仍然有满意的性生活的人比比皆是，毕竟正常的性生活还需融入了男女双方的情感、感觉、心理等因素；如发现晨勃减少，不要太在意，更不可自己胡乱用药；也不要太忽视，必要时可以到医院泌尿外科或男科找专业的医生咨询。

036. 如何正确看待手淫

青春期还有一个现象极为常见，那就是手淫，家长如果发现，往往会责怪孩子，说是堕落、淫秽的表现。那么，我们究竟该如何看待手淫呢？手淫是指用手来抚摸刺激自己的外生殖器，以求性快感和性高潮的行为。男性进入青春期后，在性激素的刺激下，外生殖器逐渐发育成熟，性欲也随之产生，因此，许多男性会寻找一些方式以宣泄自己的欲望，其中包括手淫。随着青春期的发育，很多青少年会养成手淫的习惯，家长发现后，往往责备孩子，同时又担心会对孩子的身体造成危害。对于手淫的教育，正确的观点是"不提倡，也不反对"。所谓"不提倡"就是对于那些不懂手淫的人，不要去诱导他关注和讨论这个问题；所谓"不反对"就是对于那些已经有了手淫行为的人，不应该一味地责备他，而应该科学认识自慰并加以合理引导，以预防为主，避免过度手淫。

037. 手淫这种行为究竟该不该

适当的手淫不会给身体带来伤害。据调查显示，绝大多数男性有手淫史或保持手淫的习惯。这样看来，手淫是一种很普遍的生理活动，手淫不是病。国内一组资料显示男性人群 86% 有手淫，发生手淫的年龄多数从 12 ~ 16 岁开始，平均年龄 14 岁，与开始有遗精的年龄吻合。青春期男孩的手淫是伴随正常的性发育而产生的性活动。在这一时期，手淫只要是适度的、有节制的，可以认为是一种合理的解除性紧张的方式。精子是由睾丸产生，精子的质量和数量是由基因决定的，和手淫无关，手淫也不会影响日后的性生活，相反还会对以后的性生活有帮助。经研究证实，手淫与神经精神疾病以及消化、呼吸、心血管等疾病都无关联。研究还表明，有无手淫现象，与日后的智能、成就、社会适应能力以及性功能等也无联系，手淫更不会影响智商等。这说明手淫并不像有些人想象得那么可怕。所以家长不必为孩子适度手淫过分担心，青春期男孩也不应为手淫而羞愧、自责。

038. 过度手淫对身体有哪些害处

过度手淫会对人体生理和心理都带来伤害。任何事情都要有个度，过度手淫会令生殖器官常常处于亢奋状态，会扰乱生殖系统的活动规律。另外，性器官的持续兴奋会降低或者抑制其他器官的兴奋。比如，影响心智活动效率、注意力不易集中、记忆力减退、思维迟缓等。手淫对青少年的健康影响有时更多地表现在心理方面。有些男性对于手淫会产生一些负面情绪，例如挫败感和负罪感。由于社会文化因素的影响，传统保守的思想使得部分人错误地认为性是肮脏的和可耻的，甚至误以为手淫会影响日后的正常性生活。失落、迷茫、悲观、彷徨等负面情绪此时就会产生，于是努力去戒除手淫，但似乎不经意中又重新拾起，难以戒除，让自己变得很苦恼。总之，过度手淫既影响身体健康，又影响到学习。那么如何判断手淫是否过度呢？对于这个问题性医学中没有明确的规定，这需要根据每个人的身体状况和心理上对性冲动积蓄的承受力有关。一般认为，手淫后没有明显的头昏乏力、神经衰弱等症状就不算过度自慰。所以家长对孩子的手淫现象应科学对待，一般来说没有必要、也不可能完全戒除手淫行为，一定频率内的手淫行为不需要防治，而普及教育则非常重要。

039. 家长在发现孩子有手淫习惯时，该如何处理

既然孩子已经有了手淫习惯，家长就不应该一味地去责备他，而应该科学认识自慰并加以合理引导，避免过度手淫。尤其是处于性发育期的青少年心理状态不稳定，应该以心理疏导以及性教育为主，避免早恋及对性的痴迷，培养广泛的爱好和兴趣，减少不良的性刺激来控制手淫意念，使注意力从手淫转向到健康的日常生活和社会活动中。注意生活调节，避免穿紧身衣裤，按时睡眠，晚餐不宜过饱，睡眠时被褥不要过暖过重，睡眠不宜俯卧。养成良好的卫生习惯，经常清洗并保持外阴清洁，除去包皮内积垢的不良刺激。对于那些有生殖系统炎症者，例如包皮龟头炎，采用消炎药等对症治疗，可以消除患者的局部不适，有助于减少不良刺激诱发的手淫冲动。

话题三　青春期精索静脉曲张怎么办 <<<<

040. 小小年纪也有精索静脉曲张吗

现在男孩聊天的时候经常会插上"蛋疼"两个字，不管是真的"蛋疼"还是心理上的"蛋疼"，今天就聊聊青春期引起"蛋疼"的常见病因。青春期男孩如果经常出现睾丸坠胀不适、会阴疼痛的症状，或者阴囊潮湿，尤其在久站久坐后明显，在"蛋蛋"没有外伤的前提下，要警惕精索静脉曲张。

041. 精索静脉曲张的病因是什么？为什么青春期会常见

精索静脉曲张是精索蔓状静脉丛由于各种原因引起血流不畅或因静脉瓣膜功能损坏引起血液反流而形成睾丸周边局部静脉扩张、迂曲、伸长的病理现象。精索静脉曲张多为单侧发病，绝大多数发生在左侧。青少年精索静脉曲张是常见的男科疾病。10岁以下儿童发病并不常见，然而到了青春期阶段，发病率逐渐增加到 8% ~ 16%，到 15 ~ 19 岁，发病率达到和成人接近的 15%。而在男性不育症中，精索静脉曲张的发病率为 20% ~ 40%。可见青春期和育龄期的男性是精索静脉曲张的高发年龄（15 ~ 25 岁）。

042. 青春期精索静脉曲张一定要治疗吗？有人说忍忍就过了，会不会有后遗症

精索静脉属于睾丸的静脉，其曲张后可以导致睾丸生精环境的变化，通俗地讲，是不利于睾丸的一些代谢废物排出的。首先由于静脉压升高导致睾丸灌注不足、阴囊局部温度升高、肾源性毒性物质反流、局部代谢物质聚集，对睾丸生精的环境造成影响，使精子质量下降，影响生育。还会伴随一些常见临床症状，如睾丸坠胀、会阴部疼痛等。关于要不要治疗的问题，目前有不同的看法。对于青春期精索静脉曲张的患者，由于年龄小，无法通过手淫获取精液检查（对于年龄较大的青年可以尝试），所以无法了解该病对睾丸生精功能的影响，那么到底需不需

要治疗，什么时候治疗比较好呢？综合欧洲、美国和国内的各种指南和资料，青少年精索静脉曲张的治疗建议，主要取决于男孩的"蛋蛋"，也就是睾丸。一种情况是"蛋疼"，这种"蛋疼"一般是指曲张同侧的睾丸坠胀不适到不同程度的疼痛，久站或者久行后的不适感，平卧后缓解比较明显者。还有一种情况是"蛋小"，患侧（一般是左侧）"蛋蛋"较对侧小2毫升或者20%的情况。如果出现以上两种情况，一般建议手术治疗。总之，积极治疗总比消极对待好。

043. 青春期精索静脉曲张如何治疗

（1）观察等待（保守治疗）：①建议半年或一年去医院复查一次睾丸及精索静脉彩超，对于年龄较大的青年建议检查精液。②可以使用中医中药治疗，以减轻症状，改善生精环境。③避免重体力劳动及剧烈运动，避免久站、长时间登山等，做到劳逸结合。④可使用阴囊托抬高阴囊，改善睾丸坠胀不适，也可以使用一些物理降温法，如冷毛巾外敷。⑤多食用一些富含维生素的蔬菜、水果。这些方法对预防和改善精索静脉曲张会有所帮助。

（2）手术治疗：手术的方式有很多，目前国内公认的方式是显微外科手术，即在高倍显微镜下，既能安全地分离、保护对睾丸功能十分重要的动脉和淋巴管，又能彻底地结扎曲张病变的静脉，是目前复发率最低、并发症最少、术后效果最好的一种方法。

话题四　如何排解男性青春期性成熟带来的诸多困扰 <<<<

044. 如何消除"少年维特"的烦恼

到底如何化解性紧张、性冲动、性幻想等带来的烦恼呢？关键在于如何把青春期产生的"性"能量通过各种方法加以适时适量地疏泄。

（1）树立正确的人生价值观，化神秘为动力。青春期是每个人都要度过的一生中最关键的时期，是决定人一生的体格、素质、行为、性格和智力水平的关键时期。这个时期，体内的性激素给男孩带来性成熟的同时，也带来一生中最充沛的精力，这是他们一生中最佳的学习时期，最佳锻炼身体时期，最佳培养人际关系时期。这是"鱼与熊掌不可兼得"的时期，就看你把精力放在哪里。放在自身能力、自身素质的提高上，还是放在性的幻想上，因此，必须树立远大的理想，只有理想远大的人，才会不受眼皮底下的小事所困扰，才会心静以恒，才会管理情绪，才会掌握支配身体的主动权。

（2）从源头开始，学会自我控制。青春期正是青少年性生理、性心理急剧变化的时期，性意识的产生使得青少年对"性"日益敏感，对有关性的问题产生强烈的神秘感和好奇心。上文提到，性欲虽然离不开自身的性激素，但与外界的刺激关系也很大，尤其是现代高度发达的信息社会，外界各种不良刺激是对青少年自我控制能力的严峻考验。青春期的性教育需要家庭、学校以及社会的共同努力，抛弃愚昧、消除神秘、相互配合、各司其职、正确引导，使得青少年能正确识别、自觉抵制各种负面信息，把不良影响消灭在萌芽状态，尽量少起"邪念"，最好不起"邪念"。

（3）时时刻刻运用各种调节方法。如静心调息身体放松法、深呼吸放松法等。另外，积极参加音乐、绘画、体育等各种活动，更是消除性压抑、转移性能量、平衡性情感的好方法。

（4）让心灵在交流中放松。交流是放松的最有效方法之一，适度的交友（包括异性朋友）是培养心理调节能力的重要方式。能跨出交流的门槛，是人生成功的第一步。选择适当的时间、适当的地点，可与同伴（同学或老师）谈谈心，说说话，交流彼此的感受，这是消除认识误区、分担忧虑、解除压力的最佳方法。

045. 如何顺利度过青春期

上文提到，男孩一般在 11 ~ 12 岁开始出现青春发育，最初的表现是双侧睾丸增大，阴茎变长变粗，阴毛变得浓密，开始出现遗精，骨骼也进入快速生长期，还有心理方面的变化，包括社交心理和性心理的变化。性成熟一直都是父母比较关心的问题，害怕孩子们不能顺利度过青春期，甚至期间出现一些错误的行为而对后期的成熟造成一定的影响。

身边的父母似乎大部分不太了解子女的情况，甚至是无从下手去了解，他们缺乏正确的健康教育知识，只能从自己的成长经历去指导孩子们的成长，但往往会适得其反。下面从性生理健康与性心理健康两方面谈谈如何顺利度过青春期。

一方面是性生理健康，通俗地讲就是生殖系统的发育完善。上面讲到的第二性征的表现，生殖器官的发育成熟对于男性后续的正常性生活和繁衍后代至关重要。因此，关注青春期的健康应该从生长发育开始，作为父母应当关心孩子的生长发育情况，尤其是外生殖器，比如阴茎、睾丸的大小，体毛的分布情况，是否有包茎，如果有包茎应当尝试上翻露出龟头，保持龟头的清洁，如有外观上的异常应当及时到医院男科或者泌尿科就诊。即便是外观无明显异常，一年一次的体检也是有必要的。这里需要强调的是，作为家长千万不要无师自通，如果孩子认为自己有问题不能解决，最好到正规医院男科或泌尿外科咨询，让权威专家来解释更有效。

另一方面就是性心理健康，男性进入青春期后出现了许多性的心理体验，如性梦、性幻想、性冲动以及手淫等。随着社会思想开放度的增加以及青少年获取信息途径较广泛，男女之间的交往在校园里已较为普遍，他们的目的是为了确定爱情关系，同时强烈的心理吸引和性冲动互为因果而出现，于是在好奇心和疑惑的驱使下偷吃了"禁果"。对于青少年是否应该在青春期内发生性行为目前尚无定论，由于受传统观念的影响，社会规范、法律、道德又不允许他们将性冲动表达出来，我们虽然不能预测他们是否会发生性行为，但也应当教导他们保护好自己，尤其是生殖健康，避免早孕以及性传播疾病的发生。

青少年时期也是接受教育的最佳时期，德、智、体、美同步发展才是健康成长的基础，把重心放在学习上，培养多方面兴趣爱好，多参与一些社交活动，多参加体育锻炼，从而使性生理健康与性心理健康得到协调发展。

第三讲

勃起功能是男性健康的晴雨表

> 【导读】在中国社会文化中，人们对性总是遮遮掩掩，这使得许多男性性功能障碍问题没有得到正确的诊治。其中勃起功能障碍，也就是阳痿，是最为常见的一种情形，本次讲座就要为您来解惑。

话题一　正确认识勃起功能障碍 <<<<

046."阳痿"正确的名字叫"勃起功能障碍"或"ED"

谈到阳痿这个词，社会上往往存在一定的轻蔑之意，一些人觉得一个男人阳痿就是"不行"，甚至被用来侮辱他人人格。可见，阳痿这个病名早就应该不用了。阳痿是明代医家周之干在《慎斋遗书》中首先提出来的，当时很多人觉得好，就一直引用，没想到伤了很多男人的心！1992 年 NIH（美国国立卫生研究院）正式把这种病命名为"勃起功能障碍"，英文缩写叫 ED。其实在很早前中医经典著作《黄帝内经》中，阳痿本来是叫"阴萎"或"阴器不用"，男人的阴茎古代就叫"阴器"。这样讲，范围就比较小一点，对男人的打击没有"阳痿"这么大。因为，一提到"阳痿"，似乎男人的阳刚之气就没了，好像很没有面子。其实，很多得了这种病的男人，阳刚之气依然存在。所以，为了考虑男性的心理感受，中医也应该不提"阳痿"这种病名，也叫勃起功能障碍。

047. 到底怎么界定勃起功能障碍

有些人比较敏感，偶然有一两次不举，便觉得自己性功能有问题，这也叫勃起功能障碍吗？勃起功能障碍是指过去 3 个月中，阴茎持续不能达到和维持足够的勃起以进行满意的性交。就是说，它的考察期是 3 个月，而不是一两次。

048. 男性功能不好一般该在什么情况下去医院就诊呢？也是以 3 个月为界限吗

这倒不见得，具体情况具体分析。比如新婚或刚订婚，如果一周内多次性生活不成功，就应该到医院就诊，免得节外生枝，产生不必要的误会和精神负担。尤其值得注意的是，虽然 ED 的诊断标准是以 3 个月为准，但是如果真的等到 3 个月以后就诊，往往双方的关系已经闹僵，这样很不利于今后的康复。因为 ED 的治疗必须要双方亲密无间的配合。

049. 有的人没有性欲望，比如性冷淡也算是勃起功能障碍吗

性冷淡，也叫性欲缺失，有心理的因素，也有激素太低的因素，它主要是"不想"去尝试性生活，没有动力，与勃起功能障碍不一样；勃起功能障碍则性欲是正常的，只是无法正常勃起（"不行"）。当然，长期的勃起功能障碍也可能引起性冷淡。

050. 勃起功能障碍和早泄一样吗？不射精、逆行射精是怎么回事

勃起功能障碍和早泄是不一样的。勃起功能障碍指阴茎不能勃起或勃起硬度不够，不能插入阴道，或者虽然能插入阴道，但勃起维持时间不够久，尚未射精就疲软了，整个过程是不完整的。早泄是指阴茎能勃起，只是在阴道内射精太快，不到 3 分钟，甚至不到 1 分钟，严重的话，尚未进入阴道就射了。长期早泄还会导致勃起功能障碍。

不射精症是指阴茎虽然能正常勃起和性交，但就是达不到性高潮和获得性快感，不能射出精液；或是在其他情况下可射出精液，而在阴道

内不射精。

逆行射精是指有正常的阴茎勃起,性交过程正常,能达到性欲高潮,并有射精动作和感觉,但无精液从尿道排出,而逆行射入膀胱的一种疾病。

051. 勃起功能障碍对于男性及其生活有哪些影响? 发病率高吗

不可否认,勃起功能障碍对于一个男性的伤害还是比较大的。刚才讲了,男性性功能障碍的种类还是蛮多的,勃起功能障碍是男性最常见的性功能障碍之一,2003 年国内调查发现,26.1% 的成年男性患有 ED。尽管它不是一种危及生命的疾病,但关系到传宗接代、家庭幸福,尤其对男性自尊心的影响是非常大的。有的男人经常感叹,即使有金山、银山,没有了这个功能,生活还是毫无意义。我们门诊经常碰到,很多男性是由妻子,甚至还有爸爸、妈妈陪来看的,这也反映了很多问题。

话题二　勃起功能障碍是全身性的疾病 <<<<

052. 勃起功能障碍就是阴茎的问题吗

这个问题正是本期重点要讲的,勃起功能障碍往往是一种全身性的疾病,而不单单是阴茎的问题。我们门诊常常碰到因为勃起功能障碍来看,结果查出其他毛病的例子。

病例一:刘先生今年 39 岁,个体魁梧,食欲很大,平时身体一直很健康,从来没做过体检。最近 3 个月来,发现房事力不从心,觉得很奇怪,于是就到我院男科就诊,经检查发现空腹血糖明显升高,9.5 毫摩尔 / 升,这是糖尿病引起 ED 的一个典型例子。

病例二:李先生今年 41 岁,身材结实,红光满面,饮酒海量,一直以来总认为身体棒棒的。最近半年来也发现房事经常不顺心,半途而废,后来经常头晕,发现是高血压,经过降压治疗后,性生活更是心有余而力不足。这是高血压导致 ED 的一个典型例子。

053. 为什么说勃起功能是男性健康的晴雨表

从上面的例子可以看出，勃起功能障碍往往是一些全身性疾病引发的，如高血压和糖尿病，而且勃起功能障碍出现的时间有些要早于这些疾病常见症状和体征的出现时间。有研究发现，ED要比冠心病早3年发现，这说明勃起功能障碍往往是很多躯体疾病的早期预警信号，所以说勃起功能是男性健康的晴雨表、风向标，通过勃起功能障碍可以发现一些潜在疾病，尤其对于一些中老年朋友来说，不要以为ED是小病，大不了不过性生活，或过不过无所谓。从现在开始，这种观念应该彻底改变了。

054. 糖尿病和高血压是如何引起"不举"的

我们知道，高血压主要是动脉粥样硬化引起的，动脉粥样硬化同样会引起阴茎动脉供血不足，ED可能是全身动脉粥样硬化的局部表现。据调查，血管性病变引起的勃起功能障碍，约占50%，且年龄越大比率越高。而糖尿病不仅影响全身血管，还有神经，所以对勃起功能的影响更大。有的人说，既然高血压可导致ED，那么血压降了以后，是否ED就好了呢？不是的，血压降了，阴茎血供更加不足了，另外，很多降压药本身直接可导致ED。所以有高血压和糖尿病的患者，得了ED后，不但要积极治疗原发病，同时还要配合男科治疗。

055. 阴茎本身问题以及前列腺问题与勃起功能障碍有关吗

刚才讲了全身疾病同时可导致阴茎海绵体勃起组织血管和神经功能损害导致ED，另外，阴茎本身病变当然也可导致ED，只是相对少些。比如阴茎静脉漏、阴茎海绵体硬结症等，阴茎静脉漏是由于静脉闭合机制有问题，静脉回流太快，阴茎海绵体始终不能达到有效的充血量，而无法维持勃起（就像气球充气一样，一边要充气，一边气球开口要扎的很紧，不能让它漏气，否则气球永远也充不大）。

关于前列腺炎与ED的关系，以前争论的比较多，认为前列腺炎导致ED主要是心理因素的关系。现在这个观念已经改变了，认为慢性前列腺炎与ED在某些方面有共同的发病机制，比如交感神经过度兴奋等。

话题三 影响勃起功能的因素有哪些 <<<<

056. 男性的性能力会随着年龄而变化吗

前面我们提到勃起障碍总体发病率大约 26.1%，随着年龄的增长，发病率越来越高，比如 40 岁以上的男性，有 40.2%。这是因为随着年龄的增长，基础疾病增多，服药也多。再加上 45 岁以后，雄性激素水平也是逐年下降。

057. 很多人觉得勃起障碍是老年人的问题，是这样吗

不同年龄段（青年、中年、老年），不同的角色：初恋、新婚、生育期（排卵期阳痿）、境遇性（遇到不同的性伴侣）、更年期、老年期，都会出现 ED。只是概率不同而已。这里值得一提的是，随着二孩政策的全面放开，很多中青年朋友都把自由自在的性生活变成有计划有安排的性生活，这就出现很多排卵期 ED 的情况。

058. 为什么中老年人是勃起障碍人群中最多的

前面讲了很多全身性疾病可导致 ED，这些全身性疾病多发人群就是中老年人，我们一起来看看这个表（表 3-1）。

表 3-1 常见躯体疾病 ED 的发病率

疾　病	ED 的发病率（%）
缺血性心脏病	61
高血压	15
外周血管病	86
动脉硬化	40
糖尿病（1 型）	49
糖尿病（2 型）	71
慢性肾功能不全（接受透析的患者）	50 ~ 75
多发性硬化病	71
中风	86

（续表）

疾　　病	ED 的发病率（%）
阴茎硬结症	30 ~ 75
溃疡病	18
关节炎	15
过敏症	12
肝硬化（酒精性）	50 ~ 70
肝硬化（非酒精性）	25
慢阻肺	30
重度抑郁症	90

从表 3-1 中可以看出，心血管疾病、糖尿病、慢性肾功能不全、肝硬化、中风、阴茎硬结症、抑郁症等患者，ED 的发病率都是 50% 以上。还有表中没有提到的高脂血症、性腺功能减退、高泌乳素血症、甲状腺功能亢进（简称甲亢）、甲状腺功能减退（简称甲减）等也有可能导致 ED，另外，很多药物（降糖药、降压药、利尿药、镇静药、抗抑郁药、H_2 受体拮抗剂、激素及相关用药、细胞毒类药物等）也是 ED 的诱因。所有这些不利因素，在中老年人身上发生的概率是最高的。

059. 吸烟和勃起障碍有关吗

吸烟会损伤血管，还会加重其他基础疾病，所以吸烟是 ED 的重要原因，这是毋庸置疑的。国外学者 Feldman 等对 40 ~ 70 岁男性长达 10 年的随访发现，主动吸烟几乎加倍了发生中到重度 ED 的可能。国内张庆江等调查发现，当主动吸烟时间大于 20 年以上时，ED 发生率为 44.6%，而不吸烟者的 ED 发生率则为 27.8%，两者比较有显著差异性。

060. 肥胖与勃起障碍有没有关系

肥胖是人体代谢功能出现问题，对内分泌、心血管可能有影响。另外，肥胖的男性，体内过多的脂肪会将体内的雄激素转化成雌激素，从而降低性欲，影响勃起功能。

061. 引起勃起障碍的病因如何分类

（1）心理性：所谓心理性是指由于紧张或抑郁等精神因素引起的ED。

①配偶之间感情不和谐。②性刺激不适当或不充分。③不良的性经历。④抑制因素的影响：在工作、社会、家庭压力下，许多人出现生理、情感的症状和ED。⑤器质性勃起功能障碍的心理反应：因外伤、疾病、药物、衰老出现器质性勃起功能障碍，可引起继发性心理的异常。

（2）器质性

1）内分泌性勃起功能障碍：①性腺功能减退症。②甲状腺疾患。③其他内分泌疾患。④雄激素合成减少或作用不全。

2）神经性勃起功能障碍：①脊髓和中枢神经系统疾病。②脊髓外伤。③周围神经病变。

3）血管性勃起功能障碍：①动脉性勃起功能障碍。②静脉性勃起功能障碍。

4）医源性勃起功能障碍：①手术创伤性勃起功能障碍。②药物性勃起功能障碍。③放疗及其他医源性ED。

5）其他原因：阴茎海绵体勃起组织异常，如阴茎硬结症等。

（3）混合性：千万不要简单地把ED的病因分为心理性和器质性，由于该病严重影响患者心理状态，所以多数情况下难以区别清楚。因此，大部分ED的病因并不是单一的，既有心理性因素也有器质性病因存在。

062. 勃起功能障碍单单是"肾虚"的表现吗

中医的"肾"与西医的"肾"有区别。西医的肾主要与水液代谢有关；中医的肾不但与水液代谢，还与生殖内分泌功能有关。所以西医说ED与肾没关系，中医则说有关系。那么就中医来说，一出现ED，不能就说是肾虚，中医讲辨证论治。总的来讲，ED的中医病机是：青年人，肾虚少，肝郁多见；中老年人，肝郁肾虚血瘀多见。这与西医所讲的神经、血管、内分泌功能失调基本上是相通的。

值得一提的是：外生殖器中医又称"宗筋"——众多经脉（筋）经

过之处，与全身脏腑经络气血息息相关。这种认识与西医所谓全身性疾病可以导致 ED 的理论也是相通的。所以我觉得把中医、西医的理论都搞明白了，用中西医结合治疗，效果就更好了。

话题四　勃起功能障碍的诊断 <<<<

063. 勃起功能障碍心理性因素多还是器质性因素多

过去由于受研究条件所限，很多问题找不到原因，认为 90% 的 ED 是心理因素引起的，这种误解导致了成千上万的患者谴责自己，结果只能使病情进一步加重。目前的研究表明，约有 60% 的 ED 是器质性的，或有 80% 的 ED 患者存在着某种器质性因素。

064. 心理因素还是不容忽视，对吗

是的，上次节目我们已经提到，千万不要把 ED 的病因简单地分为心理性和器质性，大部分的 ED 患者既有心理性因素也有器质性因素。因为性生活本来就是心理反应和生理反应高度融合的一个过程。文学作品里经常把性生活描述成"灵与肉"的结合，就是这个道理。心理性 ED 最多发生于新婚或初次性生活、排卵期性生活（为了生育）、陌生环境下性生活（境遇性）。

065. 妻子的埋怨对男性功能会有怎样的影响

人的性欲和勃起是大脑综合了许多外界刺激后产生的，包括视觉、听觉、触觉、嗅觉、味觉、联想、回忆等。如看到一个图片、听到某种声音、闻到某种气味，都会唤起性的冲动，这是大家很熟悉的。良好的刺激可引起大脑皮质的性兴奋；相反，不良的刺激可抑制大脑皮质的性兴奋。妻子的埋怨，就是不良的刺激，可直接导致丈夫的勃起障碍。所以，我觉得妻子心里即使有很大的委屈，也不要在这个时候表达出来。我们临床发现，心理性 ED 患者最怕的就是妻子的反感，因妻子的反感而形成的恶性循环是治疗的最大障碍。因此，妻子的爱心和耐心是治疗 ED

的关键。

066. 人是有七情六欲的，还有哪些情绪可能造成勃起功能障碍

"六欲"就是视觉、听觉、嗅觉、味觉、触觉、意欲等6种感觉，刚才讲了，对勃起是有直接影响的。七情就是喜、怒、忧、思、悲、恐、惊7种情志活动，正常情况下它们是不会致病的。如果七情太过，对性功能是有影响的。中医讲，喜伤心，怒伤肝，思伤脾，悲伤肺，恐伤肾。恐则气下，惊则气乱。比如思虑太过，心脾受损，心血不足，阴茎血液供应也会不足，影响勃起；如果脾气不好，容易生气，肝郁气滞，气滞血瘀(气都不动了,血还能动吗)，同样，阴茎也得不到血液的供应。所以，情绪对性功能的影响非常大，这里不一一列举。

067. 有的勃起功能障碍患者，不想让女方知道，这种做法对吗

这种情况门诊确实有碰到，有的患者甚至几个月没有与妻子亲密接触，借口是工作繁忙，精力有限。实际上是自信心不足，怕女方知道，不敢同房。这种做法是不可取的，因为ED是越早治疗越好，而且要双方配合效果更好。一味地回避只能增加自己的焦虑，并引起女方的误解和不信任，反而不利于勃起功能的恢复。双方语言的交流，身体上的互动对ED的治疗和康复很有帮助，这在上面提到的七情六欲里都讲了。所以，ED也要讲"男女同治"，国外有一种叫作"性感集中训练法"，就是要男女双方配合的。

068. 怎样简单地分辨是心理性还是器质性

看是否有夜间勃起或晨勃。所谓夜间勃起，顾名思义就是夜间睡眠状态下的阴茎勃起或阴茎胀大(NPT)。我们知道，一般人在清醒状态下，大脑中的性中枢是处于抑制状态，阴茎很少会勃起；而睡眠状态下高级中枢对骶中枢的抑制作用就相对减弱多了，所以每天夜里会导致3～5次的勃起，这个可以用仪器测出来。晨勃道理也是一样，刚刚睡醒，大脑还不是很清醒，加上膀胱尿液充盈的刺激，也很容易勃起。如果ED患者夜间勃起或晨勃正常，说明其阴茎本身的功能是好的，可能是心理

问题。

069. 勃起功能障碍有哪些常规检查

首先是全面检查，重点是男性生殖器官，目的是发现与 ED 有关的神经、心血管、内分泌及生殖系统疾病。初次就诊的患者，应行血尿常规、肝肾功能、血糖、血脂以及性激素等常规检查。少数经口服药物治疗仍然无效的患者，可选择特殊检查，包括阴茎夜间勃起试验（NPT）、阴茎海绵体内药物注射（ICI）、彩色多普勒双功能超声（CDDU）、选择性阴部动脉造影、阴茎海绵体造影和测压、神经肌电图、海绵体活检等。因为这些特殊检查有些是有创检查，所以临床比较少用。

070. 医生对于勃起功能障碍的严重程度如何界定

ED 的严重程度可分为轻度、中度和重度（完全性）。由于 ED 诊断具有较强的主观性，临床上采用国际勃起功能问卷 -5（IIEF-5）（表 3-2）来客观评估 ED 的严重程度。总分 ≥ 22 分为勃起功能正常；12 ~ 21 分为轻度 ED；8 ~ 11 分为中度 ED；5 ~ 7 分为重度 ED。

表 3-2　国际勃起功能问卷表 -5（IIEF-5）

您在过去 3 个月中：

问题 / 评分	0	1	2	3	4	5
（1）对阴茎勃起及维持勃起信心如何		很低	低	中等	高	很高
（2）受到性刺激后有多少次阴茎能坚挺地进入阴道	无性活动	几乎没有或完全没有	只有几次	有时或大约一半时候	大多数时候	几乎每次或每次
（3）阴茎进入阴道后多少次能维持阴茎勃起	没有尝试性交	几乎没有或完全没有	只有几次	有时或大约一半时候	大多数时候	几乎每次或每次
（4）性交时保持阴茎勃起至性交完毕有多大困难	没有尝试性交	非常困难	很困难	有困难	有点困难	不困难

（续表）

问题/评分	0	1	2	3	4	5
（5）尝试性交有多少时候感到满足	没有尝试性交	几乎没有或完全没有	只有几次	有时或大约一半时候	大多数时候	几乎每次或每次

话题五　勃起功能障碍的治疗 <<<<

071. 勃起功能障碍可以根治吗

患者追求 ED 根治的愿望是可以理解的，但由于受到目前诊断和治疗技术条件的限制，除了心理性 ED 外，大多数 ED 的确切病因不明确，如 ED 大多是阴茎的血管神经功能不全引起的，而引起血管神经功能不全的原因有的是先天性基因缺陷，有的是代谢异常（如血糖、血脂升高），有的是其他内科疾病（如糖尿病、甲亢和其他神经系统疾病等）。消除这些原发的病因比较困难或者根本不可能，因此，盲目追求病因治疗（所谓"去根"）有时并不现实，反而无形中给自己增加压力。正确的目标应该是改善症状以便能够达到满意的性生活。可喜的是，目前共有三大类方法（即所谓的"ED 三线治疗"）可供选择，基本上能达到改善症状的目的。

072. 所谓的一线治疗是用药，"伟哥"的效果如何？"伟哥"有治疗作用吗

是的，第一线治疗方法就是口服药物治疗。口服药物的优点是：使用方便、安全、有效、易被多数患者接受。口服药中常见的有磷酸二酯酶 -5 抑制剂（"伟哥"类药物）、雄激素、中药等。"伟哥"类药物目前国内主要有 3 种（西地那非、伐地那非、他达拉非），有的起效快，有的起效慢些；有的是长效，有的是短效；有的对饮食有要求，有的没有要求，所以各有特色。用法也有讲究，可以临时用，就是按需服用；也可以长期小剂量服用。长期小剂量服用可以起到一定的治疗作用。"伟

哥"的有效率介于 70% ~ 80%。

073. 有的人服用"伟哥"为什么还是阳痿

有的人服用"伟哥"后确实效果不理想，原因多种，其服用注意事项为：①需要正确认识"伟哥"的药理特点。"伟哥"并不直接导致阴茎勃起，它是通过阻止大脑在性兴奋状态下产生的阴茎血管扩张物质（环磷酸鸟苷）的过早"流失"而起作用的。所以，光靠这个药是不会直接带来勃起的，还必须有来自大脑方面的刺激。具体地说，服药 1 小时后必须辅以性刺激才能见效（注意：服药后 1 小时内不要有任何性刺激，因为这时药效尚未达到高峰）。所谓"心有余而力不足"时，"伟哥"可担此任。②注意服药细节。如服用西地那非（万艾可），服药前应避免饱食、吃生冷油腻的食物和喝酒，服药时间最好选在晚上，在性行为前 1 小时空腹服药效果最佳。另外，服药的剂量也很重要，万艾可一般先从 50 毫克开始，如无效，第二次可加至 100 毫克（最大剂量）。③"伟哥"的有效率为 80% 左右，也就是说仍有 20% 以上的患者用它无效，如果这位先生已按前面两点去做，并连续尝试 6 次还是没有效果的话，建议到医院去查一查阳痿的具体病因，对于性激素低下以及阴茎血管功能不全等引起的阳痿，"伟哥"也有"力不从心"的时候。

074. 长期服用"伟哥"会成瘾吗

"伟哥"是在有性刺激的情况下，促使血液流入阴茎海绵体，来帮助阴茎勃起，而清醒状态在没有性刺激的情况下并不会使阴茎产生自发勃起。所以"伟哥"是针对阴茎勃起的生理机制来治疗勃起功能障碍的药物。它并不会带来精神上的欣快感，且不会增加性欲，仅起到扩张局部血管的作用，故不会产生成瘾性。不过临床上确实碰到"吃伟哥时性功能好，停药时性功能又变差"的情况。这种情况很可能是服药疗程及剂量不足，或者疾病本身的严重程度引起的，并不能仅仅以此就得出药物有成瘾性的结论。这类似患高血压病时，需要长期服用降压药物一样。

075. "伟哥"不仅是治疗阳痿，对其他性功能障碍，如早泄也有效吗

理论上讲，早泄患者不存在勃起问题，但临床上发现有些早泄，特别是勃起硬度不理想的，服用"伟哥"还是有一定的效果。

076. "伟哥"是药，也有副作用，服用"伟哥"还有哪些注意事项

服用硝酸酯类药物，如硝酸甘油、硝酸异山梨酯等药物患者，绝对不能服用西地那非、伐地那非、他达拉非等所谓的"伟哥"，否则会引起血压骤降，甚至危及生命。

077. "伟哥"可能有副作用，那么一线治疗能否选择中医药疗法

一线治疗就包括中医药疗法在内。在"伟哥"问世之前，主要是中医中药在担任着治疗的重任。上次节目，我们反复地强调勃起功能障碍是全身性的疾病，中医恰恰强调全身脏腑气血功能的调理，而且是辨证施治，个体化治疗，理念非常先进。

078. 其实在中药里，也有很多壮阳的成分，单吃有用吗

中医治疗一般都在辨证治疗的基础上加一些壮阳药，如淫羊藿、阳起石、锁阳、蛇床子、紫石英等，这样副作用少，效果更好。另外，中药还可以与"伟哥"一起配合使用，这样可以起到增效减量的作用，就是增强疗效，减少西药用量，以致逐渐停药。

079. 对于勃起功能障碍患者，通常推荐中医还是西医

这要看病情的轻重和患者的需求而定，如果病情重者肯定要中西医结合治疗；如果患者病情比较轻，患者要求不是很迫切，心理很淡定，配合很好，我们就用中药细心调理，也会见效；有的虽然病情很轻，甚至是心理性的，但需求很迫切，比如新婚期或初次性生活，这就需要配合西药治疗，务必达到立竿见影的效果。

080. 很多保健用品声称对性功能障碍有疗效，您怎么看

现在市场上看到的保健品确实比较混乱，尤其是那些号称壮阳神药的保健品，更应警惕。经常有患者带着保健药品来门诊问，要我们给他们提提建议。我们发现，这些带着"食"字号，或"健"字号的所谓性保健品，有一个共同特点，就是服用方法跟正宗的"伟哥"很相似，要在性生活前半小时或一小时服用，而且用了以后确实有一点效果。我们知道，如果是纯中药制剂，虽然对性功能有效，但起效不可能如此迅速，说明这些保健品里很可能添加了"伟哥"的成分。既然有"伟哥"在里面，这样的性保健品就不能随便服用，因为"伟哥"有严格的禁忌证，刚才讲了，有些情况下是绝对不能使用的。另外，我前面反复提到，ED 可能是心脏疾病、糖尿病等全身性疾病的先兆，长期服用性保健品会掩盖这些疾病的真相，反而耽误病情。

081. 勃起功能障碍都需要长期治疗吗

刚才在讲勃起功能障碍的根治问题时已经提到，心理性 ED，只要不良的心理因素消除了，有些可以治愈；有些器质性 ED 是全身性的疾病引起的，由于这些原发性的病因，比如高血压、糖尿病等，本来就很难消除，所以这部分勃起功能障碍需要长期治疗。值得注意的是，像高血压、高脂血症和糖尿病经过降压、降脂、降糖治疗后，勃起功能可能反而更差了。因为有些降压药、降脂药或降药糖本身有导致勃起功能障碍的不良反应。

082. 正确的治疗顺序是怎样？致病因素与勃起功能障碍共同治疗吗

一般可以先治疗原发疾病，也可以同时治疗。原发疾病的控制对改善勃起功能可能有帮助，或者可以防止性功能继续恶化。当然，治疗原发疾病时尽量选择对勃起功能无影响的药物，或影响较小的药物。

083. 如果一线药物治疗效果不好，该怎么办

可选二线、三线治疗。其中二线治疗包括阴茎海绵体内注射血管活性药物（ICI）、尿道内给药、真空负压吸引（缩窄装置）治疗等。当然，与口服药物治疗相比，二线治疗就不太方便，而且有一定的缺陷。三线治疗就是手术治疗，适用于其他治疗无效的重度 ED 患者。手术包括阴茎支撑体植入术和血管重建手术，如果一线或二线疗法无效，则选用手术疗法。

话题六 食疗"壮阳"靠谱吗 <<<<

084. 食物对勃起功能障碍有效吗？比如腰子和各种鞭

中医有"以脏补脏""同气相求"的理论，认为腰子（动物的肾脏）可以补肾，动物的鞭（阴茎）可以壮阳，这是古人的认识，有一定的道理，但现在不一定要照搬。首先在古代，人们的营养比较缺乏，所以吃一些动物的脏器，比如腰子、动物的鞭之类高蛋白、高脂肪的食物，可能会起到一些滋补的作用。现存最早的中药学著作《神农本草经》中就提到，马的阴茎和狗的阴茎可以治疗阳痿。而腰子更多的作用是做药引，比如跟杜仲、枸杞子、肉苁蓉、锁阳等补肾药一起炖煮，提高补肾效果。我觉得应该这样讲，腰子和动物的鞭本来就是食品，吃些也无妨，但也不要指望能吃出什么神奇的效果来，相反，对一些高尿酸、高血脂的男性，吃多了反而加重病情。

085. 民间说韭菜可以壮阳，真的吗

韭菜在民间一直有"壮阳草"的称号，它的种子——韭菜子，就是一味补肾壮阳的中药。对于体质虚寒的人平时可以吃些，对于阴虚燥热的人最好不要吃。另外，由于农药残留问题，据说韭菜中的铅含量比较高，所以不建议长期吃。

086. 牡蛎有壮阳作用吗

如果说韭菜是热性的壮阳食品，那么牡蛎就是偏寒性的壮阳食品。在所有的食品中，牡蛎的含锌量是最高的，牡蛎还富含蛋白质、氨基酸，这些都有助于男性精液的产生，我们知道，男性精液多了，性欲就增强了，这可能是牡蛎壮阳的理由之一。值得注意的是，体质偏寒的人和尿酸偏高的人，不宜多吃。

087. 壮阳食疗难免越说越玄乎，您对壮阳的建议是什么

总的来讲，壮阳食品某种程度上可能有一定的功效，但更多的是"传说"。想靠吃这些食品来壮阳，往往是不太现实的选择。只有饮食均衡、控制体重、戒烟少酒、适度锻炼、心态健康、夫妻和睦，这才是最好的壮阳之道。

第四讲

玛卡真的是壮阳神药吗

> **【导读】**不知道大家近年来有没有听说一种东西叫玛卡，宣传上说玛卡具备高营养价值，常被冠以"秘鲁人参"或"壮阳神药"等字眼，真的是这样吗？本讲就要为您来解惑。

话题一　玛卡真的是壮阳神药吗 <<<<

088. 玛卡是在近一两年进入了大众的视野且相当火爆，是这样吗

是的，我记得 10 年前就有人问起玛卡这件事，最近一两年来问的就更多了。好像有点神秘，自然引起大家的好奇。他们比较关注的是，玛卡到底从哪里来的，能不能吃，有没有效果。

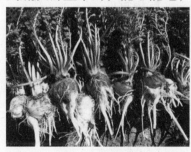

图 4-1　新鲜玛卡

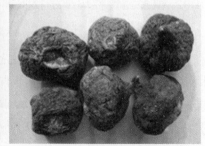

图 4-2　晒干玛卡

089. 玛卡属于哪种植物，哪里来的

从上图看，玛卡就像扁萝卜，其实玛卡和萝卜是同一祖先，同属于十字花科植物。玛卡是一年生或两年生植物，比起人参，它的生长周期可就短多了。玛卡原产于海拔 3500 ~ 4500 米的南美安第斯山脉，主要分布在秘鲁地区。它的生长环境，如气候、温差、土壤等条件比较特殊，适宜在高海拔、低纬度、昼夜温差大、微酸性砂壤、阳光充足的土地中生长。10 年前在我国的云南丽江等地引种成功，2013 年云南玛卡产量达 2000 吨（1 吨 =1000 千克），已经超过秘鲁。

090. 玛卡的营养价值高吗？可以当药材吗

玛卡其实是一种蔬菜，秘鲁当地的印加人就是把它当菜吃的，而且吃了 1000 多年了。新鲜玛卡的根可以和肉或其他蔬菜一起炒熟食用，或者加蜂蜜和水果榨汁作为一种饮料饮用，也可以晒干后用水或牛奶煮熟食用。研究显示，玛卡晒干后，其营养价值与水稻和小麦相类似，主要是碳水化合物（60% ~ 75%），还有蛋白质（10% ~ 14%）、膳食纤维（8.5%）、脂肪（2.2%），以及微量元素（铁、碘、铜、锰和锌）等。由于玛卡具有较高的营养价值，1992 年被联合国粮农组织推荐为可食用的安全食品，并向全球推广种植。因此，玛卡只是一种食品，并不是药品。

091. 玛卡还有哪些作用

玛卡的主要功能是抗疲劳、改善睡眠。

092. 很多宣传称玛卡是壮阳神药，有根据吗

1999 年，美国科学家发现玛卡中含有两类新的植物活性成分，玛卡酰胺（macamides）和玛卡稀（macaenes），并确定这两种物质对平衡人体荷尔蒙分泌有显著作用。所以商家就抓住这个研究成果，大肆宣传。其实，我们从文献上查阅到，也有研究发现，玛卡与安慰剂对照，对改善男性性功能并没有显著的效果。所以，玛卡提高性功能的效果，有待于进一步临床研究。

093. 玛卡虽然是好东西，但一定要说它很神，显然言过其实

是的，过分夸大玛卡所谓"植物伟哥"的功效，是对消费群体的误导。据美国食品药品监督管理局（FDA）数据显示，玛卡在美国销售的申请

中，仅仅容许有抗疲劳作用的说明，不能作有关缓解、改善或治疗任何疾病的宣传。应该说，玛卡本来就是食品，充其量是一种保健食品，不能当药品来宣传。

话题二　壮阳药市场的常见乱象 <<<<

094. 像玛卡这样，声称壮阳神药的保健品并不少，消费者是否很容易受到误导

有一种说法是，"中国十亿人口中，八亿是肾虚"。中国人对"肾"特别看重，尤其是男人，功能稍有不行，认为就是肾虚。所以补肾的东西就特别流行。其实不然，当今的疾病，"肝郁"是占第一位的因素，包括男性功能障碍，主要是肝气郁结引起的，通俗地说，就是我们身上的气血流通不畅。一旦气血不通畅，细胞得不到营养，而代谢废物又排不出体外，人就精神不起来。原因大家都知道，主要是压力太大。所以对于一些补肾壮阳的保健品，我劝大家还是少吃为妙。另外，即使是真正的肾虚，也有阴虚、阳虚和阴阳两虚三种情况，也不是单单壮阳所能解决的。

095. 如今在药物方面，对提高性能力这一块最有效的方法是什么

目前，治疗勃起功能障碍的药物，首选的是磷酸二酯酶-5抑制剂，包括西地那非、伐地那非、他达拉非3种。这3种药作用机制是一样的，只是作用时间不一样。西地那非最早上市，又叫"伟哥"。为什么叫"伟哥"？我想可能有两种意思，一个是它的英文名字Vigra，与中文"伟哥"谐音。还有一个是，服了这种药后，原来萎靡不振的男人一下子变得威猛起来。目前，国产的"伟哥"也已经上市。

096. 一些保健品不管宣传的功效如何神奇，显然不可能达到"伟哥"的效果

是的，如果是纯粹的保健品，对于提高性功能，是绝对达不到"伟

哥"的效果的。当然,有些自称是玛卡提取物的胶囊或片剂,如果添加"伟哥"类的西药成分,那么吃了以后,大部分人很快就感觉到有勃起的效果,这就完全背离了保健品的初衷。

097. 壮阳药市场给人感觉总是存在乱象,是否存在一些别的药物被滥用的情况

是的,现在市场上的保健品看起来琳琅满目,但实际上可以说是鱼目混珠,尤其是那些打着壮阳神药的保健品,更应警惕。经常有患者带着性保健药品来门诊问,要我们给他们提提建议。我们发现,这些带着"食"字号或"健"字号的所谓性保健品,有一个共同特点,就是服用方法跟正宗的"伟哥"很相似,要在性生活前半小时或一小时服用,而且用了以后确实有一点效果。我们知道,如果是纯中药制剂,虽然对性功能有效,但起效不可能如此迅速,说明这些保健品里很可能添加了"伟哥"的成分。这样的性保健品真的不能随便服用,因为对不明真相的人,在"保健品"几个字的误导下,忽视了药物(伟哥)的适应证和不良反应,会埋下隐患。比如心脏功能有问题的患者,要经医生检查后,才能决定能否服用"伟哥"。还有,"伟哥"绝对不能与硝酸酯类药物合用,这会引起血压骤降,甚至导致生命危险。当然,要注意的问题还有很多,这里不作一一介绍。

098. 其实保健品和药物一样,有时候长期吃不见得好,是否也要注意不要过量

这要看制作保健品的原材料的性味如何。如果性味平和的,如枸杞子、山药等,多吃些也无妨;如性味偏温的,如人参之类,多吃容易上火;如性味偏寒的,如苦瓜之类,多吃容易伤胃,这些都是大家平时有体会的。还有一种情况应该提一下,有些含有人参、鹿茸等中药的保健品,具有激素样的作用,长期服用不但没有效果,反而引起内分泌失调,得不偿失。这些保健品对儿童更不能服用,会引起性早熟。

话题三　男性如遇性功能障碍首先要做的是就医，而非靠吃药 <<<<

099. 一些性功能障碍的患者，喜欢自己买壮阳药吃，这是一种怎样的心理

其实之所以会有人特别关注玛卡是不是壮阳神药的问题，背后的原因还在于有需求的市场在，特别是一些性功能障碍的患者，他们首先会倾向于去选择市面上的壮阳药。这种心理与传统的文化背景有关，男人对"性能力"的自尊心特别强，有句话说，女人不能说"随便"，男人不能说"不行"，男人性功能障碍是男人一生中绝对要保密的事情。内向的人，不敢向任何人讲；外向的人，虽然有就医的愿望，但到医院又怕碰见熟人。当然，有的人压根儿就不知道医院（特别是没有打广告的医院）还有男科——是专门为他们解决"这些问题"的。

100. 一般男性性功能障碍，会有怎样的原因

阴茎勃起过程，包括：外界性刺激——大脑性信号的接收——通过神经往下传导——产生血管活性物质——导致阴茎血管扩张。阴茎勃起功能障碍的病因有以下几种。

（1）心理性：指紧张、压力、抑郁、焦虑和夫妻感情不和等精神心理因素所致（信号接收障碍）。

（2）器质性：①内分泌疾患、慢性病和长期服用某些药物（信号产生障碍）。②神经性，中枢、外周神经疾病或损伤（信号传导障碍）。③血管性，如动脉硬化或血管内皮细胞受损引起阴茎充血不够，或静脉回流太快，使血液始终不能充满在阴茎内，阴茎无法勃起（阴茎充血太慢或流失太快）。④阴茎本身疾病，如阴茎硬结症、阴茎弯曲。⑤手术与外伤。

（3）混合性：既有心理性因素，又有器质性因素。

101. 遇到性功能障碍该怎么办

男人的性功能正因为与神经、血管密切相关，加上阴茎动脉相对比

较细小，男人的性功能绝对是男人身体健康状态的风向标！非常敏感的
指标！包括糖尿病、高血压、高血脂等，所谓代谢综合征，往往这些病
的症状还未出现之前，"性功能问题"的红灯已经亮起来了。这就是我
们不赞成男人得了病马上吃保健品的原因，得先找病因。阳痿可能是心
脏病、糖尿病或其他疾病的先兆，服用性保健品可能掩盖真正的病情，
延误最佳治疗时机。

102. 盲目相信保健品不可取，不如从自身做起——改正一些不良的生活方式

（1）国外报道，每天吸烟 10 支以上可使本病的发生年龄明显提前，
主要影响阴茎血管内皮细胞功能，降低勃起硬度。

（2）经常过量饮酒，引起性欲减退。

（3）洗桑拿过度、不适合的坐姿和紧身着装导致睾丸过热，睾酮
产量下降，影响性欲和阴茎勃起，因为睾丸最佳工作温度比正常体温低
1 ～ 1.5℃。

（4）生活无规律、经常熬夜，引起内分泌功能失调，影响性欲。

（5）膳食不合理，一方面营养过剩（高热量、高脂肪、高糖、高尿酸、
高盐），一方面营养不足（缺钙、缺锌、缺微量元素、缺纤维素），导致
代谢综合征，是阴茎勃起功能障碍的常见病因。

第五讲

早泄，心理乎？生理乎

【导读】记得十几年前的广播节目，总把性的节目放到午夜11点后去讲，弄的神秘兮兮的，其实如今关于性的话题早已不那么遮遮掩掩了，本次讲座就来关注一个男性常见的问题——早泄。

话题一　什么是早泄 <<<<

103. 说到早泄，社会上有一个词语叫"快男"，请问多快才称之为早泄

目前对早泄还没有统一的定义，真正的早泄是指未进入或刚进入阴道就立刻射精者。国外调查，27%的妇女说在性交持续1分钟左右便能达到性高潮，而大多数妇女需要12分钟左右。所以从"时间"的角度来定义早泄是比较困难的。目前临床上一般推荐使用的是国际性医学协会（ISSM）的定义：①射精发生在阴茎插入阴道1分钟以内。②不能在全部或几乎全部进入阴道后延迟射精。③常伴有消极的个人精神心理因素，比如苦恼、忧虑、挫折感、逃避性活动等。这个定义仅限应用于原发性早泄（是指自从首次性生活开始即有早泄），对于继发性早泄（指过去性生活时间正常，最近开始出现早泄），一般指阴茎插入阴道3分钟以内射精者。有人以女性在性交中达到性高潮的频度少于50%为标准来定义早泄，这是不恰当的。女性性高潮的时间，每个人都不一样，有的人甚至一辈子都没有性高潮。有人比喻男人的性反应像灯泡，一拉就亮，一关就灭；而女人的性反应就像电熨斗，通电后要慢慢才热起来，而一旦热起来，即使断电，也不会马上凉下来。所以从女性的角度判断这个标准，不太可取。

104. 手淫过快射精也算早泄吗

早泄指阴道内抽动时间太快，与手淫时间过短是两回事。手淫时间过短者阴道内射精未必就快，因为手淫和真正的阴道内性交是完全不同的性体验。

105. 早泄的发生概率怎么样？您门诊每天都会遇到吗

早泄在男性性功能障碍中是最多的，每天能遇到十来个患者。有人统计有75%的男性出现过早泄。流行病学调查显示，成年男性早泄的发病率接近30%。

106. 早泄会有哪些影响？对女方也有影响吗

快速射精本来是动物优胜劣汰进化的结果，属于动物的优势所在。因为动物在交配的时候，是最容易受到天敌的攻击的，所以性交时间越短，对它们的生存越有利。对人类来讲，性活动的主要目的已不再是生育，而是双方的享受。一次理想的性生活，就像读一篇精彩的小说、看一场精彩的电影、听一场精彩的音乐会，有前奏、有展开部、有变奏、有高潮、有尾声。而《黄帝内经》甚至把性生活看成"调节阴阳"，治疗疾病的重要手段。

那么，早泄到底有哪些影响呢？①严重早泄（未入即射），影响生育。②早泄的患者，因为妻子达不到性高潮，会影响夫妻性生活质量，甚至可能会影响夫妻感情，对男性自信心有一定的伤害。

话题二 为什么会早泄 <<<<

107. 有哪些情况会导致早泄？早泄与性技巧缺乏有关吗

早泄的原因包括心理因素、生理因素和器质性因素。不管哪种因素，

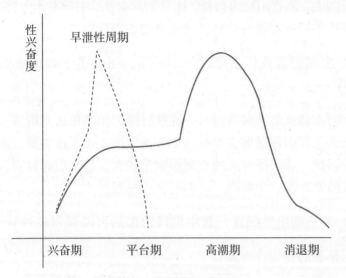

图 5-1　正常性反应周期

都与性经验或性技巧缺乏有关，也就是说，缺乏射精控制能力。因为性生活时，抽动速度的快慢，当中是否有停顿，还有不同的性交姿势等，均会影响射精的快慢。另外，由于太兴奋了，使他们不能辨别射精紧迫感和射精的差别，找不到这个时间点，不能及时停下来，不能顺利地过渡到"平台期"，即一路的从性兴奋期直接进入了高潮期（图 5-1）。

108. 从心理因素上看，早泄与心情紧张有关吗

是的，引起心理性早泄的主要原因是恐惧。

（1）夫妻关系紧张，怕对方不愿意、不配合，有恐惧心理。

（2）夫妻关系正常，怕对方得不到满足，心理不踏实，缺乏自信。

（3）性生活环境不好，怕别人看到、听到。

（4）某次同房时受惊吓，以后都出现早泄（"一朝被蛇咬，十年怕井绳"）。

所以说，早泄往往是被自己或别人吓出来的。中医讲"恐则气下"，就是这个道理。这部分人还是占多数。一个有趣的现象可以证实，早泄患者虽然阴道内性交时，射精很快，但他自己手淫时，射精又很慢；而

没有早泄的人，不管阴道内射精，还是手淫射精，时间基本上是一样的。如果各项检查指标都没有问题，就要考虑心理性早泄。

109. 生理因素我们主要讲一讲手淫，手淫过于频繁是早泄的一大原因吗

生理因素包括禁欲时间过长、性欲过强、阴茎龟头太敏感、经常手淫等。那么手淫引起早泄主要有三个方面原因：①手淫频繁，形成了快速射精的习惯。②手淫对人的心理影响比较大，容易引起自责、焦虑的情绪。③经常手淫，中医讲，会引起肾虚早泄。

110. 关于器质性因素，其中见得较多的可能是包皮过长

引起早泄的器质性因素有：

（1）生殖道炎症（精囊炎、精阜炎、尿道炎、前列腺炎）。其中慢性前列腺炎伴有早泄的情况比较普遍，当前列腺炎得到控制后，早泄也会逐步得到恢复。

（2）包皮过长、包皮系带过短等引起的龟头敏感。

（3）糖尿病、内分泌失调（高催乳素血症）、肝炎、甲状腺功能亢进等疾病，可能带来性传导神经系统的紊乱，从而造成早泄。

（4）体质太差，容易早泄。

其中，包皮过长是较多见的原因，因为龟头被包皮包着，长期没有外露，比较敏感。当然，如果包皮过长不能上翻，属于包茎的，不一定会早泄。当包皮切除，龟头暴露后，反而引起早泄。

话题三 早泄如何治疗 <<<<

111. 原发性早泄与继发性早泄在治疗上有何区别

继发性早泄常与勃起功能障碍共存，性驱使、性唤起减少，但很少伴有性交焦虑；原发性早泄则相反。这种分类有助于采用针对性的治疗。

112. 早泄有哪些治疗方式？何谓早泄的三线治疗

早泄的治疗包括心理治疗、行为治疗、药物治疗及手术治疗。一线治疗包括心理治疗和行为治疗；二线治疗包括局部药物治疗和口服药物治疗，其中局部药物治疗包括局部表皮涂药和阴茎海绵体药物注射疗法；三线治疗指外科手术治疗，包括包皮环切和系带部分切除术、阴茎背侧神经切除术和阴茎假体植入术。

113. 对早泄的心理治疗有何建议

早泄的心理治疗很重要，即使器质性早泄，往往也伴有心理因素。上面讲了，引起心理性早泄的主要原因是恐惧。如何消除心中的恐惧是关键。

（1）从源头上解决恐惧：认真询问病史，排除器质性因素，使患者认识到早泄不是大病，只是操作技术（射精控制能力）尚未掌握。树立信心，放下包袱，积极配合性指导，一般会好转。

（2）配合暗示疗法：性生活时间不是越长越好。双方体力消耗太大，女方可能会产生逆反心理，长时间会性冷淡。如果时间太长，甚至不射精，反而是一种难治的病。

（3）针对性治疗：平时比较内向、压抑的人，由于对外界的刺激比较敏感，应该学会心态乐观，敞开胸怀，与人多交流；平时比较紧张、焦虑的人，应该学会遇事不慌，自觉培养控制能力。

（4）夫妻双方治疗：早泄不仅仅是男方的问题，而且是一个两性关系问题。所以，女方的反应很重要，如果能体贴、关怀、鼓励、劝慰，那么对男方的自信心和自尊心是一种保护。相反，若冷言冷语、挖苦、责备，那无疑于雪上加霜，对男方是一种极大的伤害。因此，从临床效果来看，女方的配合是早泄痊愈的关键。

114. 自己进行行为治疗的话，最推荐哪种

行为疗法的目的在于增加性刺激的耐受性，提高射精中枢兴奋所需的阈值。笔者认为行为疗法最值得推荐的是动－停技术，又叫间歇刺激

阴茎法。这个技术是 20 世纪 70 年代最先提出的，通过对阴茎的不断刺激降低其敏感性，达到延迟射精时间的目的，属于一种脱敏疗法。具体方法：女方用手慢慢地抚摸阴茎使其兴奋、勃起，当男方出现快要射精的感觉时，停止抚摸，等射精感觉消退后，继续抚摸阴茎，使男方再次兴奋。如此反复进行，使男方逐渐掌握射精的控制能力。这是体外训练的方法，需要双方配合。我们平时主要教患者在阴道内性交时自己操作，原理是一样的。这个改良方法更简单、实用，对女方影响不大。

115. 行为疗法还包括哪些

（1）阴茎挤捏法：女子用手刺激阴茎至射精前紧迫感时，男子示意女方将拇指放在阴茎系带处，示指（食指）和中指放在龟头的背侧冠状沟上下方，前后方向挤捏 4 秒钟或更长时间，等射精感消失后松开，阴茎将逐渐疲软，然后再重新刺激阴茎，待再度出现射精紧迫感时再度挤捏，这样反复 10 余次后，可让男子射精。通过体外挤捏，症状有改善后可过渡到女上位性交，阴茎插入阴道前挤捏一次，插入后静止一段时间，抽出后再挤捏，再插入，重复几次后可由女方开始抽动，射精感迫近时女方挤捏阴茎根部以延缓射精。此法对某些患者 2 周左右可见效，持续 3 ~ 6 个月巩固，一旦过渡到每次都可在阴道内射精，可使用在阴道内停 - 动 - 停的方法。

（2）阴囊及睾丸牵拉法：在男性性高潮时，会出现阴囊收缩、睾丸上提现象，在此前用手向下牵拉阴囊及睾丸，可以降低性兴奋性，以达到延缓射精、防止早泄的效果。

（3）改变性交体位：采用女上位性交，男方不要主动摩擦，双方把注意力集中到身体感觉上，结合挤捏技术，逐渐增加摩擦的频率，如男方感到快要射精时，给女方提示，女方下来后再进行挤捏，如此反复几次，达到较满意地人为控制后再射精。

（4）生物反馈疗法（骨盆底肌训练法）：这种训练法是基于骨盆肌涉及射精反射的控制，而且已经证明这种方法对大小便失禁是有效的，其治疗早泄的有效率为 61%。该方法操作方便，没有副作用。

（5）采用阴茎套进行性交：由于对阴茎的直接刺激减少，降低了阴茎对刺激的感受。必要时可使用两层阴茎套。

116. 早泄的药物治疗有哪些

（1）口服药物：选择性 5- 羟色胺再吸收抑制剂（SSRIs），如盐酸达泊西汀、盐酸舍曲林、盐酸氟西汀、盐酸帕罗西汀等，这些药物有助于增强大脑控制射精的能力，部分患者服用后可能会出现嗜睡、早醒、恶心、头晕等不良反应。

（2）局部外用药物：主要是利多卡因凝胶等局部麻醉剂，对于治疗阴茎过于敏感导致的早泄效果良好，而且没有明显副作用。但部分患者可能由于阴茎麻木明显而导致阴茎疲软，而且性伴侣也可能会出现阴道麻木和性快感缺失，故建议涂抹外用药后采用避孕套性交或在性交前先洗净外用药。

117. 阴茎背神经切断术治疗早泄可行吗

目前，大部分早泄患者可以通过行为疗法、药物治疗等非手术疗法获得满意疗效，但是仍有一部分患者保守治疗效果不满意。有几个单中心小样本的临床研究报道选择性阴茎背神经切断术治疗原发性早泄，近期有一定疗效，但其总体和远期疗效尚有待进一步研究。由于阴茎背神经切断术可能导致阴茎感觉减退、阴茎勃起功能障碍，其风险远大于收益。所以，国内《早泄诊断及治疗指南》建议慎重采用，不作常规推荐，尤其反对还没有给早泄患者试过药物治疗，就直接做这个手术。由于早泄本身是身心疾病，病因比较复杂，一名早泄患者可能是多种因素共同致病，因此，在做选择性阴茎背神经切断术前应当仔细评估患者的病情，严格掌握手术的适应证。

118. 阴茎背神经切断术的手术适应证是什么

（1）年龄一般小于 45 岁。

（2）性生活时阴茎勃起角度持续大于 90°。

（3）阴茎头敏感性高。

（4）包皮环切后性生活时间仍无变化。

（5）服用西地那非（万艾可）、他达拉非（希爱力）等磷酸二酯酶-5抑制剂无效者。

（6）除外心理素质不佳。

（7）自愿放弃药物保守治疗者。

（8）戴安全套可以延长时间者、局部表皮涂药可以延长时间者、适度饮酒可以延长时间者、口服抗抑郁药可以延长时间者。

119. 中医治疗早泄有何特色

中医认为早泄与心、肝、肾关系最为密切，精液的藏摄疏泄依赖于心、肝、肾等脏腑的共同作用，肾主藏精，肝主疏泄，一藏一泄，全在心所主的神志所系，心火一动，相火随之，则容易导致早泄；心神安宁则藏泄有度，心神不宁则精液的藏泄失度。所以早泄其本在肾，其制在肝，其源在心，治疗应当从心、肝、肾等入手，尤其应重视早泄从"心"论治。

（1）内治：一般分肾气不固、阴虚火旺、心脾两虚、心肾不交、肝经湿热、肝气郁结等证型进行辨证论治。

（2）外治：包括中药熏洗（蛇床子、细辛、石榴皮、菊花、五倍子）、针灸、穴位埋线等。

话题四 早泄的预防保健 <<<<

120. 早泄能预防吗

预防早泄可尝试以下一些简便方法。

（1）尝试选择性交时间：①如改在清晨醒后性交，一方面经过一夜睡眠休息后，精力充沛；另方面，清晨醒后性交，心理干扰较少。②一次射精后，再度同房，时间一般会延长。③先手淫射精，不应期过后再性交。

（2）戴双层避孕套，可降低阴茎的敏感性，延长射精时间。

（3）降低阴茎抽动的幅度和速度，减少对阴茎的性刺激，同时女方主动迎合动作，尽快达到性高潮，以求双方满意。

（4）男方分散对性交的注意力：比如目光离开女方，将阴茎感觉转移到思考其他问题，或想象其他场景，或配合其他动作（如爱抚、吮吻等），都将有助于延缓射精。

（5）冷水敷阴茎睾丸法：先用冷水洗濯睾丸，或用湿冷的毛巾包绕整个阴茎和阴囊，这样可以使温度降低，血流减慢，降低敏感和紧张。

121. 培养射精控制能力——提肛运动

提肛运动不仅能改善局部血液循环，预防前列腺炎，还能锻炼耻尾联合肌，提高射精控制能力。具体方法如下。

（1）坐位法：有意识地收缩肛门、吸气，然后放松、呼气。如此反复50～100次。

（2）床上训练法：仰卧床上，以头部和两足跟作为支点，抬高臀部，同时收缩会阴部肌肉，然后放下臀部，放松会阴部肌肉。如此反复20次。

（3）踮足收肛法：采取站立位，双手叉腰，两脚交叉，踮起足尖，同时肛门上提，持续5秒钟，还原。重复10～15次。

第六讲

生儿育女不单单是女方的问题

【导读】"不孝有三，无后为大"，生儿育女是老百姓普遍关注的问题。在过去，不能生儿育女往往认为是女方的原因，其实很多时候是男方的因素造成的；精子质量有问题不仅导致女方不孕，也同时会影响妊娠结局，有些胎儿停止发育或自然流产可能与精子质量有关。本次讲座我们就专门来聊一聊男性不育的话题。

话题一 男性不育现况 <<<<

122. 如何正确解读男性不育症的定义

（1）关于男性不育症的时间界定：研究表明，正常夫妇在不避孕的情况下，每个月（或排卵周期）的怀孕概率（受孕率）为 20% ~ 25%，同居 6 个月的受孕率为 72%，1 年的受孕率为 85%，2 年为 93%。依据世界卫生组织（WHO）指南，夫妇婚后同居 1 年以上，未采用任何避孕措施，由于男方的原因造成女方不孕者，称为男性不育。所以男性不育标准的时间规定是为了临床早期诊断、早期治疗所需，个别夫妇如正好 1 年未孕，也未必是绝对不育。另外，由于女方年龄与生育力关系很大，如女方 35 岁的生育力为 25 岁的 50%，至 38 岁降到 25%，超过 40 岁降到 5% 以下。所以有专家认为，如女方年龄超过 35 岁，男性不育症的时间界定可以考虑为 6 个月。当然，现在的观点是，只要夫妇双方有要求，对男性生育状况的评估可以随时进行，无须等到 1 年或半年之后。

养生有道话男科

（2）关于绝对不育和相对不育：绝对不育是指精液内完全没有精子，如不作治疗不能获得生育者，如不射精症、无精子症等；相对不育是指精液内精子数量明显减少、活力（率）明显降低、正常形态精子太少等造成生育能力低下，经过治疗后可以提高女方自然受孕能力。当然，精液内没有精子并不代表睾丸内没有精子，随着辅助生殖技术的发展，部分梗阻性无精子症和睾丸显微取精能找到精子的无精子症，最终通过显微外科手术和试管婴儿技术也会获得生育的希望，所以部分所谓的"绝对不育"也变成相对了。

123. 为什么得不育症的男性越来越多

随着工业化进程的发展，各种物理因素、化学因素、环境污染、电磁辐射等使男性的生育能力呈逐渐下降的趋势。当然也包括一些精神压力大、生活起居和饮食不规律者。另外肥胖症的增多，与生殖低下也有关系，如肥胖生殖无能综合征。近十几年来，男性泌尿生殖道感染增多也是男性不育的常见病因。据报道，在已婚夫妇中有近 15% 的夫妇不能自然生育，而发展中国家的某些地区可高达 30%，其中男性不育因素占到 50%，几乎 1/4 不育夫妇发现有双方因素。

话题二 男性不育病因透视 <<<<

124. 导致男性不育的原因有哪些

男性不育症不是一种独立的疾病，其发病原因复杂，很多疾病或因素均可导致男性不育。

（1）遗传密码有误——染色体或基因异常：我们知道，正常男性的染色体核型是 46,XY。临床上会经常碰到有一种男性，身材高瘦，四肢较长，皮肤细腻，发音如女声。这就是所谓的克兰费尔特综合征（Klinefelter syndrome），这类患者染色体核型中多了一条 X 染色体，即 47,XXY，属于先天性睾丸发育不全，精液中一般找不到精子。约每出生 1000 个男婴，就有一人得了克兰费尔特综合征。与男性不育有关的染色体疾病，除表现为染色体数目异常外，还可表现为染色体结构的异常，常见的如Y染色体微缺失，约15%无精子症或重度少精子症患者存在Y染色体微缺失。据统计，染色体或基因异常在男性不育症中的发生率为6%左右，其中无精子症比例高达10%～15%，少精子症为4%～5%，精子总数正常者为1%。

（2）生殖信息传导出错——内分泌疾病：临床上会碰到有一种无精子症患者，常伴有嗅觉障碍或减退，就是闻不到气味，这就是卡尔曼综合征（Kallmann syndrome），主要是下丘脑功能障碍，导致垂体、睾丸激素分泌不足。这种患者比较少见，发病率约1/10000。其他内分泌疾病如高催乳素血症、选择性黄体生成素（LH）缺陷症和促卵泡激素（FSH）缺陷症等。

（3）生精器官本身问题——睾丸病变：如青春期后的流行性腮腺炎30%会并发睾丸炎，引起睾丸萎缩而导致不育；0.3%的成人有隐睾（即睾丸没有正常下降到阴囊），由于长期处在温度较阴囊高的环境中，睾丸的正常发育受到影响，而致生精障碍；另外睾丸的创伤和手术也是导致不育的原因。

（4）精子输出管道不通畅——输精管道梗阻：输精管道梗阻除造成精子输出障碍外，还可引起生殖系统解剖功能改变及精子免疫方面的变化，也影响其生殖功能，导致男性不育。按病因可分为先天性和后天性两大类，先天性的如双侧输精管缺如，后天性多由感染、损伤及输精管结扎等所致。按程度分为完全性和不完全性，完全性梗阻可造成无精子症，不完全性梗阻可造成少精子症。输精管道梗阻是男性不育的重要病因之一，其中梗阻性无精子症占男性不育的7%～10%。

（5）生精环境"污染"之一——精索静脉曲张：精索静脉属于睾丸的静脉，其曲张后可以导致睾丸一些环境的变化，通俗讲不利于睾丸的一些代谢废物排出，对睾丸生精的环境造成影响，使精子质量下降，影响生育。精索静脉曲张在男性不育症中的发病率为20%～40%。

（6）生精环境"污染"之二——生殖道感染：生殖道感染是由于尿道不洁，致使许多致病菌通过逆行感染，相继引起尿道炎、前列腺炎、精囊炎、附睾炎及睾丸炎，也可由其他部位的感染通过血行传播引起感染。常见的病原体有细菌、病毒、支原体、衣原体、淋球菌、寄生虫等。生殖道感染会引起输精管道梗阻，影响精子运行。还可以改变附属性腺功能、生殖道免疫功能以及睾丸的生精功能来影响精液质量，造成生育障碍。

（7）藏"精"屏障破坏——免疫性不育：人类的"精"和"血"就像"井水不犯河水"的两个系统，必须由"血睾屏障"分隔开来，才能相安无事。男性免疫性不育主要是由生殖道损伤、感染、梗阻等因素造成血睾屏障破坏，精浆出现抗精子抗体（AsAb），从而引起生育能力下降。

（8）其他如手术创伤（尿道、腹膜后手术可能引起逆行射精或不射精）、药物因素、男性性功能障碍、不良的生活习惯和工作环境（参考相关章节）等。

尽管男性不育原因很多，但仍有 60% 左右患者找不到病因，称为特发性不育，可能与遗传或环境因素有关。

125. 哪些药物对男性生育的影响特别大

（1）免疫抑制剂：对生育力影响与药物种类、剂量和使用时间有关。这些药物包括环磷酰胺、长春新碱、多柔比星、博来霉素、氮烯咪胺、氮芥、盐酸丙卡巴肼、顺铂和依托泊苷等。环磷酰胺引起男性生殖细胞损害，常导致不可逆性生育力降低；甲氨蝶呤对生精能力无明显影响，但可能导致可逆性不育，建议计划怀孕前 3 个月停用。

（2）雄激素和雌激素：在许多男科疾病的治疗中，雄激素的应用较广泛，但长期、过量地应用雄激素后，将会抑制下丘脑 - 垂体 - 睾丸轴而使精子生成减少导致不育。另外，在应用雌激素治疗时，如长期大量应用亦可使男性性欲迅速消退，最终可出现阳痿而影响生育。

（3）抗生素：呋喃西林及其衍生物会抑制睾丸细胞的代谢，引起精子减少，导致不育；大环内酯药物，如红霉素、螺旋霉素、麦迪霉素等，会造成精子发育停顿和有丝分裂减少而引起精子死亡，存活的精子活动力也明显下降；氨基苷类药能阻断初级精母细胞的减数分裂，故对精子发生有负面影响。

（4）其他：柳氮磺胺吡啶是用于治疗溃疡性结肠炎的药物，也能导致精液缺乏，使精子异常者达 80%，同时伴有精子数量减少，精子活力降低和不育；西咪替丁（甲氰咪呱）用于治疗十二指肠溃疡，大量持续使用时可引起精子数量减少而导致不育；治疗痛风的秋水仙碱、别嘌呤醇也对男性生育能力产生不良影响。

（5）中药：雷公藤、樟脑、麝香等。

126. 性功能障碍也会导致不育症吗

性是生物繁衍的基础，男性的正常性功能包括性的兴奋、阴茎勃起、性交射精和性欲高潮。性功能障碍如勃起功能障碍、严重早泄（临门即射）、不射精、逆行射精等，都可能无法正常地将精液输入到女性生殖道，导致不育；性欲旺盛致性生活过频，或频繁遗精，亦有可能使精液量减少，精子数量达不到受孕所需水平，可影响生育。

127. 心理因素对男性不育也有影响吗

精神心理因素在某种程度上可以影响男性的生殖功能，导致男性生育力低下，甚至可以造成男性不育症。其主要原因是因为患者精神心理状态的异常，可以造成机体神经内分泌功能发生紊乱，睾丸功能受到影响，干扰了精子的生成。心理因素还造成男性性功能障碍也是引起男性不育的一个原因，如不射精和勃起功能障碍。

话题三　男性不育该查些什么 <<<<

128. 男性不育需做哪些常规检查

（1）体格检查：包括全身以及生殖器官检查，尤其是男性第二性征的发育（喉结突出、声音低沉、肌肉结实、长胡须），睾丸的大小，精索静脉是否曲张，生殖器是否先天畸形等。

（2）精液分析

1）精液常规检查：这是测定男性生育力的最基本、最重要的临床指标。包括精液量、精液外观、pH、液化情况、黏稠度、精子浓度、精子活力与活动率、存活率以及形态学分析等。

2）精浆微生物检查：男性泌尿、生殖系统感染常常导致男性不育，常见的病原微生物有细菌、病毒、螺旋体、支原体、衣原体等。

3）精浆生化检查：对精浆的化学成分分析有助于对附属性腺（附睾、前列腺、精囊腺）功能的了解。男性不育患者有精液量少、无精症、少精症、不明原因的精子活动力下降、附属性腺先天缺陷及附属性腺疾病等情况时，可作精浆生化检查，常见有 α- 葡糖苷酶、弹性蛋白酶、顶体酶、果糖、锌、肉毒碱、酸性磷酸酶等。

4）精浆抗精子抗体检测：目前测定抗精子抗体的方法很多，世界卫生组织推荐的方法为免疫珠试验（IB）和混合抗球蛋白反应试验（MAR）。

需要提醒的是，精液质量不是长期固定的，如精液检查结果是正常的，可以先尝试怀孕，观察 3 ~ 4 个月，如果 4 个月后仍没有怀孕的，建议重新进行精液检查。

（3）生殖系统 B 超检查：精索静脉曲张是男性不育常见病因，有时体格检查难以判断，需做 B 超检查予以确诊。另外 B 超对于生殖系统其他疾病如隐睾、鞘膜积液、肿瘤等也有诊断价值。

129. 男性不育除常规检查外，还有哪些检查值得推荐

（1）前列腺液检查：前列腺炎可导致男性不育，前列腺液检查可为前列腺炎的诊断提供依据。

（2）精子 DNA 碎片率（DFI）检测：精子 DNA 碎片率反映精子 DNA 的完整性。①意义：常规的精液分析（精子活力、密度、形态等）虽然是评价精液质量的重要指标，但只能反映精子外部形态特征，不能完整、直观地反映精子的染色质异常，不足以对精子受精能力等作出客观准确的评价。精子 DNA 的完整性不仅与精子形态密切相关，而且 DNA 不完整的精子（DFI > 25%）很难或者不能与卵细胞透明带结合，即使使卵细胞受孕，也容易发生流产或致胎儿发育异常。②方法：目前检测 DFI 的方法有多种，其中精子染色质扩散实验（SCD）、精子染色质结构分析（SCSA）比较常用。

（3）内分泌检查：正常的精子发生受到下丘脑-垂体-睾丸轴分泌的激素调节。下丘脑脉冲式释放促性腺激素释放激素（GnRH），GnRH刺激垂体释放卵泡刺激素（FSH）及黄体生成素（LH），FSH及LH作用于睾丸促进睾酮（T）分泌并启动精子发生。生精功能的维持则依赖于睾丸内高浓度的T和FSH对睾丸支持细胞及间质细胞的刺激作用，以及血清雌二醇（E_2）与T水平的恒定比例。故临床上主要检查FSH、LH、T和E_2，以判断睾丸的生精功能。检测性激素一般建议抽早晨的血液。

（4）染色体及基因检测：男性相关染色体及基因的正常是维持正常生殖功能的基础。目前可做的检查有染色体核型分析、Y染色体微缺失等。

（5）影像学检查：输精管精囊造影用以检查输精管道是否通畅；泌乳素持续增高者，需要检查脑垂体核磁共振（MRI），排除垂体肿瘤。

（6）睾丸活检：一方面用于无精子症患者的病因诊断。另一方面如活检中能取到精子可直接用于试管婴儿（ICSI）。

130. 采集精液送检有哪些注意事项

（1）取精前禁欲时间：①根据世界卫生组织标准，精液标本采集前应禁欲至少48小时，但不超过7天，并且不得有手淫、遗精等其他排精情况。②如果需要进行精浆α葡糖苷酶检测，禁欲时间应为4～7天，因为禁欲2～3天α-葡糖苷酶水平将明显降低。③近期有感染、疲劳者，建议身体恢复后检查。如近期发热达39℃以上者，最好2个月后检查。④如果仅仅是为了观察精液中有无精子，则禁欲时间没有严格的限制。⑤为了减少精液分析结果的波动，每次禁欲的天数应尽可能恒定，因为精液采集前的禁欲天数与精液的质量有关。

（2）精液采集和送检：①收集精液必须完整。因为精液是一种具有一定排出顺序的混合物，各部分组成成分不同，故应收集整份精液，不要遗失任何部分，尤其是开头部分，如果取精不完整，应放弃检测，约定再次取精检查。一般用手淫法取精，可以完整地将整份精液收集在合适的容器中而不受污染和遗漏。最好不要采用性交中断法（体外射精法）

取精，因为性交中断法容易丢失含有大量精子的第一部分精液，而且精液标本会受到阴道微生物的污染，同时，酸性的阴道分泌物对精子活力也会产生不利的影响。②手淫法取精。手淫前注意手卫生。如有条件，取精前一晚或当日早晨洗澡或清洗外生殖器尤其是龟头，并更换内裤。且应戒烟酒，忌服对精子有影响的药物，休息好，放松心态。③使用专用取精避孕套取精。普通的避孕套干扰精子的存活，故不能用于采集精液。④精液采集最好在实验室提供的取精室内单独进行。如果在家里或宾馆里留取精液标本，应将标本 30 分钟内送到实验室，最迟 1 小时内送达，运送过程中应保持在 20 ~ 37℃，可紧贴身体放置以保温。

131. 什么情况下要做染色体和基因检测

（1）对于有家族史或怀疑有染色体异常（如克兰费尔特综合征），无精子症以及严重的少（精子浓度小于 500 万 / 毫升）、弱、畸精子症，建议做染色体核型分析。

（2）无精子症、严重的少弱精子症建议同时做 Y 染色体微缺失检查。

（3）有两次（包括两次）以上自然流产病史的，特别是早期流产（怀孕 3 个月之内的），建议检测染色体核型。

132. 看精液常规化验单不能仅仅看那些正常值

当拿到一份精液常规化验单后，我们不能仅仅只看精子浓度、精子活力（活率）、精子畸形率是否正常。还要注意：精液中白细胞数量（如果白细胞 > 2 个 /HP，考虑白细胞增多症）；精液的体积（正常体积 ≥ 2 毫升，如果过少考虑生殖道梗阻，或标本留取不完全）；精液的 pH（正常 pH 为 7.2 ~ 8.0，如果 pH 7.0 以下的，常常提示精囊腺和前列腺出现问题了，但是如果太高了，常常提示有炎症的表现）；精液液化时间（正常精液在 60 分钟内完全液化，否则考虑液化不完全）。值得注意的是，对于精液常规化验单中个别指标不正常，也不要过于担心，因为男性生育力判断要看精液分析的综合情况。比如精子浓度虽低，但快速前向运动精子或 a 级精子很高，可以起到弥补作用，生育力不见得就比浓度正常的差。现认为前向运动精子绝对值更有意义。

133. 精液常规检查都正常，为什么还不能生育

目前，精液常规检查主要包括精液量、液化情况、精子浓度、精子活力、活率及精子形态等内容。它只是对精液的最基本了解，只能对男性生育力作初步的评估。上文提到，男性生育力评估手段很多，况且，限于目前的条件，有些技术尚未开展。精液常规检查主要反映这份精液里的精子数量和运动能力，往往不能反映该精子的受孕能力（与卵子的结合能力）。比如在精卵结合过程中，精子必须首先穿透卵子表面的放射冠、透明带和卵细胞膜，这需要精子顶体释放顶体蛋白酶及透明质酸酶。也就是说，只有完成顶体反应的精子才能与卵子融合，实现受精。所以，对于精子顶体功能的检测是非常重要的，只是目前检测的手段还不太理想，建议做精子顶体酶检测。总之，对于一些男性不育症，不能仅仅靠一张简单的精液常规化验单来判断生育能力，尤其对一些病史比较长的患者，更需要做全面的检查，综合判断，避免误诊和漏诊。

话题四　男性不育如何治 <<<<

134. 男性不育症如何分类

（1）按精液参数分类：男性不育症可分为无精子症、少精子症、弱精子症以及畸形精子症。这个分类只是对精液参数的基本评估，不是病因诊断。

（2）根据世界卫生组织男性不育诊断流程分类

1）性功能障碍：①不射精；②逆行射精；③严重早泄。

2）精子和精浆检查异常与否：①不明原因性不育；②单纯精浆异常；③男性免疫性不育。

3）病因明确的：①医源性因素；②全身性因素；③先天性异常；④获得性睾丸损伤；⑤精索静脉曲张；⑥附属性腺感染性不育；⑦内分泌原因。

4）其他病因：①特发性少精子症；②特发性弱精子症；③特发性

畸形精子症；④梗阻性无精子症；⑤特发性无精子症。

135. 为什么说治疗男性不育症首先要改变不良的生活习惯

男性不育症除了药物治疗外，良好的生活习惯是预防和治疗男性不育症的重要因素。

（1）避免久坐、长时间骑车或开车，座椅不宜太软。

（2）坚决不洗桑拿、不泡温泉，洗澡水温不宜过高。

（3）不穿紧身内裤、牛仔裤。

（4）不要熬夜，避免昼伏夜出，保持正常的作息时间，保证夜间睡眠充足。

（5）戒烟限酒，不喝咖啡可乐。

（6）少吃芹菜，少吃肥腻食物、大蒜、大豆等，营养全面不偏食，体重适当不超重。

（7）性生活有规律，宜2～3次/周，性生活后第二天无明显疲劳为度。

（8）尽可能少接触放射性或辐射较强的电子产品。

（9）保持心情愉快，放松自己有助于受孕。

136. 为什么说治疗不孕不育"男女同诊同治"很重要

（1）"男女同诊同治"的必要性：近年来，虽然不孕不育诊疗得到了可喜的进展，但是还有很多病例找不到原因。据WHO统计数据表明，不孕症中有26%左右男女双方同时存在病因，不孕不育可能是男女双方全身性或生殖系统多种疾病的共同临床表现。所以专家建议，不孕不育初诊时，夫妇双方最好都能到场检查，即"同诊同治"。这对于明确不孕原因，采取针对性治疗是非常重要的。欧美国家已普遍采用"男女同诊同治"诊疗模式，即把男女双方作为一个"生育基本单元"来对待。

（2）"男女同诊同治"的优点：①有利于医患双方和夫妇间的交流，减轻患者压力。当今社会不孕不育夫妇面临巨大的社会压力。一组有关社会关系对不孕不育夫妇精神压力的调查表明，在经历1年的治疗后仍未受孕者，15%的女性和6%的男性患有严重的抑郁症状，且女性更容易受到伤害。可见，对于不孕不育夫妇来讲，医患双方和夫妇间的交流显得非常重要。既然男女双方是一个"生育基本单元"，不孕不育就不是一方的事情，发生不孕不育后，夫妻双方不要互相埋怨，而应该互相鼓励，积极配合治疗。这样由不孕不育带来的压力双方平摊，甚至化为乌有。②有利于医生制订最佳诊疗方案，节约时间，节约资源。男女双方是一个"生育基本单元"，对于患有不孕不育的夫妇，医生不只考虑男方或女方单一方面的问题，而把夫妻作为一个生育整体来考虑，根据患者双方的具体情况，对治疗方案进行系统、整体的规划，需夫妇双方积极配合，制订切实可行的诊疗计划，少走弯路，尽快明确诊断，缩短疗程，节约费用，提高受孕率。③男女同诊同治体现中医阴阳学说的精髓。把男女双方作为一个"生育基本单元"来对待，体现老子《道德经》所说"万物负阴而抱阳，充气以为和"的阴阳和合思想。夫妇阴阳交感和合（包括广义和狭义），是提供正常的精子和卵子以及最后的精卵结合的保证。《周易》"天行健，君子以自强不息"（乾卦）不正是精子的象征吗？"地势坤，君子以厚德载物"（坤卦）恰是胞宫的写照！夫妇双方是天上的比翼鸟，地上的连理枝，海誓山盟，心心相印，形影不离，长期的共同生活，使得他们心理上相互依赖，生理上必定"夫唱妇随"，如果把这样的一对硬是撑开，分诊分治，是有悖于中医的整体观念的。

（3）"男女同诊同治"的具体运用：①性功能障碍应"男女同诊同治"。性功能障碍尤其是阳痿、不射精，是不孕不育的直接病因，而其本身的病因很多是心理因素引起，与双方都有关系，均需夫妻双方配合治疗。另外，一般男性性功能的强弱与不育不孕也有关系。在一组对98对夫妇进行的研究中，发现有5对（5%）的不孕直接是由男性性功能障碍引起的。还有66位女性每天记录性行为和基础体温（BBT），其中19位（29%）怀孕，怀孕中有14位在基础体温上升前的2天内有性高潮的经历。认为男性性功能应作为不育的检测指标，包括性交的频率和性生活持续时间。夫妇间性生活的正常与否，对彼此间的生殖内分泌和精子在女性生殖道中的生存有较大的影响。②生殖感染提倡"男女同诊同治"，预防"乒乓效应"。生殖道感染尤其是性传播疾病，男女双方互为影响（所谓的"乒乓效应"），病情迁延难愈，是不孕不育的重要病因。男女同诊同治，即男女同时治疗，是预防男女间交叉感染的有效途径。③不孕不育"男女同诊同治"应遵从有序性、动态性和周期性的原则。由于女性的检查要受到生理周期的限制，而且还可能有一定的创伤性，相比之下，男性检查则相对方便，常规只要采集精液进行检查即可。因此，不孕不育如果尚未发现双方明显的病因，一般可从男性精液常规检查开始。值得注意的是，男性精液常规指标常存在一定范围的波动性，应事先告知患者，使其有一定的心理准备。女性的排卵也如此，并非每月定期排卵，个别月份出现无排卵，也应视为正常。对于女性来讲，生理周期的正常与否，是生殖的必需条件，如何调理好生殖周期是治疗成功的关键。最后，选择女性排卵期同房可以大大提高受孕率（具体方法详见后文）。

137. 治疗男性不育的药物主要有哪些

（1）促性腺激素：主要有人绒毛膜促性腺激素（hCG）和人绝经期促性腺激素（hMG），适用于各种促性腺激素分泌不足所致性腺功能障碍的患者。

（2）甲状腺素：改善甲状腺功能减退所致生育力不足。

（3）溴隐亭：适用于高催乳素血症（排除垂体肿瘤）。

（4）抗雌激素类药物（克罗米芬、他莫昔芬）：最常用于特发性不育的治疗。机制为药物在下丘脑、垂体水平与雌激素受体竞争结合而导致 GnRH、FSH、LH 分泌增加。克罗米芬有较显著的雌激素效应，剂量过大易抑制精子生成。

（5）芳香化酶抑制剂（阿那曲唑、来曲唑）：提高 T 水平并抑制 E_2 生成，促进生精功能。

（6）肉碱：提高精子活力和附睾功能，疗效不确切。

（7）其他药物：氨基酸、抗生素、锌、维生素 A、维生素 C、维生素 E 等可能有助于提高精子的参数和受孕率。

138. 药物治疗男性不育要注意哪些问题

所有药物均应在医生的指导下使用。在药物治疗男性不育症的过程中应尽可能注重用药适应证和治疗的时机选择。如果准备药物治疗，则疗程应不少于 3 ～ 6 个月，这样就可以覆盖一个完整的精子生成周期。并且治疗期间要定期检查精子质量，及性激素、肝肾功能和血常规等相关检查。

139. 中医治疗男性不育症的特色在哪里

中医中药治疗男性不育历史悠久，积累了丰富的经验。早在两千年前，《素问·六节藏象论》就提出："肾者，主蛰，封藏之本，精之处也。"《素问·上古天真论》也云："肾者，主水，受五脏六腑之精而藏之。"说明中医的"肾"是"藏精之所"，并与五脏六腑功能密切相关。《素问·上古天真论》还讲："丈夫八岁，肾气实，发长齿更。二八，肾气盛，天癸至，精气溢泻，阴阳和，故能有子。""帝曰：有其年已老而有子者何也。岐伯曰：此其天寿过度，气脉常通，而肾气有余也。"提出肾为先天之根、生育之源，"气脉常通"是"年已老而有子"的必要条件。尤其文中提到的"天癸"，就是现在的"性激素"，说明中医很早以前就知道性激素与生育的关系。补肾主要调节内分泌，补充性激素。中医认为男性不育，肾虚是根本，补肾育精是首务，这与西医学生殖内分泌理论一脉相承。另外，文中提到"气脉常通"，重视气血条畅的观点，与西医学精索静脉曲张是男性不育的常见病因理论相似。当然，随着现代医疗技术的进展，中医治疗男性不育的理念也在与时俱进，对于生殖道感染，中医兼顾清热利湿解毒；伴有焦虑抑郁，中医加以疏肝理气；针对免疫性不育，中医强调补肾活血清热。因此，中医治疗男性不育症的特色是以肾为本，补肾为主，标本兼顾；以人为本，个体化治疗，整体调理。尤其对于一些西医病因不明的特发性不育症，更体现出了中医的优势。

140. 中医治疗精索静脉曲张的推荐理由

（1）中医的病机分析与现代医学的研究不谋而合。精索静脉曲张中医称为"筋瘤"或"筋疝"，主要病机有两个方面：①先天不足、肝肾亏虚，气机升降失职。中医认为人体的气机运行是左升右降，故先天肝肾不足，升机就有问题（静脉回流受阻），因为中医的肝肾是主升的。②瘀血阻滞。清代医家王清任在《医林改错》中提出："青筋显露，非筋也，现于皮肤者血管也，血管青者，内有瘀血也。"说明很早以前中医就认为精索静脉曲张的病理特点是瘀血阻滞。尤其是有些脾气不太好、容易生气的男性更易得此病，因为中医讲，气滞则血瘀。西医认为精索静脉曲张的病因与解剖学因素有关，最终导致静脉回流障碍，并且发现精索静脉曲张 90% 发生于左侧，这与中医理论的认识确实有相似之处。

（2）中医讲究整体调理、辨证施治、标本兼治。既然精索静脉曲张肝肾亏虚为本、气滞血瘀为标，那么中药治疗既要补肝肾，又要调气血，从而达到标本兼治的目的。西医研究报道精索静脉曲张、痔疮、前列腺静脉丛扩张具有解剖学上的相关性，甚至包括阴茎海绵体的静脉瘘等，它们彼此之间都可能存在互相影响的关系（图 6-1）。这说明中医讲的整体观念是有科学依据的。临床发现很多得了精索静脉曲张的患者，经过中药治疗后，不仅精索局部症状减轻，精子质量改善，而且原有的痔疮及前列腺炎症状也在不知不觉中减轻了。

（3）大量临床研究表明，中药对精索静脉曲张性不育有较好疗效，动物实验也证实中药能提高模型大鼠的精液质量及生育力。

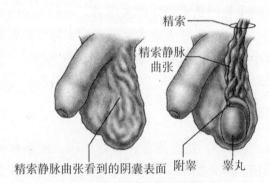

图 6-1　精索静脉曲张

141. 手术治疗

男性不育病因比较复杂，一些由器质性病变引起的男性不育症，无法通过药物解决，只能采取手术治疗，常见的手术治疗指征主要有以下几类。

（1）生殖器畸形或发育异常：如隐睾、尿道狭窄、尿道瘘、尿道下裂、尿道上裂、严重的阴茎硬结症等。

（2）梗阻性无精子症：包括输精管、精囊先天缺如引起的梗阻性无精子症，输精管节段性不发育，输精管医源性损伤或结扎，炎症后梗阻，射精管口先天性狭窄等。

（3）精索静脉曲张。

142. 精索静脉曲张一定要手术治疗吗

目前已公认精索静脉曲张是导致男性不育的主要原因之一。在成年男性大约 40% 的原发性不育及 80% 继发性不育者患有精索静脉曲张。精索静脉曲张长期不愈可能会导致睾丸功能的进行性损害，这也是一个比较纠结的问题。随着睾酮水平的下降，会引起全身体能及性欲的下降，从而影响生活质量。似乎精索静脉曲张说起来很可怕，幸运的是，很多人即使有精索静脉曲张也感觉不到它的存在，一来没有症状；二来照样生儿育女。但是有些精索静脉曲张患者就没有这么幸运，常常有阴囊坠胀不适等症状，还有一些精索静脉曲张患者甚至会影响生育。对于这些影响生活质量或影响生育的精索静脉曲张患者，一般首先考虑非手术治疗，只有非手术治疗或药物治疗无效者，或者精索静脉曲张的患侧睾丸与对侧相比明显变小、质地变软者，才可以考虑手术治疗，因为手术治疗精索静脉曲张是有严格适应证的。

143. 什么是辅助生殖技术

辅助生殖技术（ART），指运用各种医疗手段，使不育夫妇妊娠的技术，包括人工授精、体外受精-胚胎移植（俗称试管婴儿）及其衍生技术。对于不射精症、逆行射精症、无精子症、少弱畸精子症、精液量过少症以及精液不液化症，经治疗无效者，可选择辅助生殖技术。当然，辅助生殖技术确实为男性不育症的治疗带来了新的希望，但是，辅助生殖技术不是针对病因进行治疗，难免存在一定的局限性，如后代健康问题（遗传学方面）、对不育人群的放大效应等。所以，对于男性不育症来讲，建议尽量通过药物治疗而达到自然受孕的目的。

144. 如何把握最佳受孕时机

（1）最佳生育年龄：男性 25～35 岁，最好不要超过 45 岁；女性 23～30 岁，最好不要超过 35 岁。

（2）最佳受孕时间：由于卵子排出后，其受精能力维持时间不超过 24 小时；精子在输卵管中，活动能力维持 48～60 小时，受精能力维持 24～48 小时。所以，从理论上讲，每个月的排卵前 2 天至排卵后 1 天，是理想的受孕时间。目前推测排卵期的方法很多，有月经周期推测、基础体温检测、宫颈黏液观察、B 超卵泡检测、排卵试纸测定等。各种方法临床意义不完全相同，比如基础体温检测还可以反映黄体功能；宫颈黏液反映体内雌激素水平及间接反映宫颈开口情况；B 超检测可以看到卵泡实际大小、是否排卵。不管哪种方法，最好结合宫颈黏液观察以指导受孕。因为，受精的前提是精子必须首先穿透宫颈口，然后到达输卵管壶腹部，这对宫颈开口大小及宫颈黏液质量有特殊的要求。因此，笔者认为最简单、最经济、最有效的方法是"根据月经周期推测排卵"配合"宫颈黏液观察"指导具体的同房时间。

1）根据月经周期推测大概的排卵时间：女性的月经周期平均是 28 天（图 6-2），一般来说，只要是有规律的、有排卵的正常月经周期，其排卵后到下次月经来潮的这段时期（又叫黄体期）是相对固定的，平

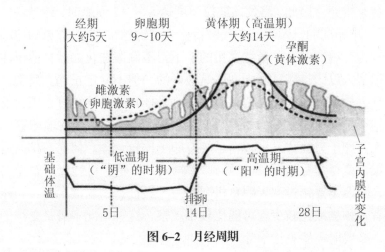

图 6-2　月经周期

均 14 天；而排卵日前，我们叫卵泡期，它的时间因周期长短而不一致。那么如何推测哪一天是排卵期呢？举一个例子，如你的周期是 21 天，那有可能周期的第 6、第 7 天（从月经来的第一天算起）就排卵了，如果你的月经周期是 35 天，排卵的时间有可能是在第 20 天或第 21 天。

2）宫颈黏液观察：从上图可以看到，临近排卵时，体内雌激素会慢慢达到高峰，在雌激素的刺激下，宫颈开口越来越大，越来越圆，宫颈黏液变得越来越稀薄，像蛋清样，透明且顺滑，弹性极佳，可以拉长几厘米而不断，量也越来越多，（图 6-3）。这是大自然造人的天机所在，是精卵结合——"七七相会"的绝佳时机，此时此刻，在宫颈通向输卵管的这条道路就像一条纯洁无染的"天河"，任由精子畅游无忧，以最快的速度，最小的能耗，奔向正在输卵管壶腹部着急等候的卵子（图 6-4）。过了排卵期，雌激素随即下降，宫颈口开始闭合，宫颈黏液开始变得黏稠，这时的精子即使有天大的本事也飞不过这座"天桥"——面对卵子，只能望洋兴叹。由此可见，根据宫颈黏液的观察来指导同房时机是最有意义的，天机不可失！具体操作：根据月经周期推测的大概排卵时间前 3 天开始观察和记录，每次去洗手间的时候，检查一下护垫，看看护垫上有没有特别透亮的黏液。这些透亮的分泌物，主要就是以宫颈黏液为主的，你可以用手的示指蘸取透明黏液，然后用拇指拉开，看看拉丝度有多长，如果超过 8 厘米，就接近排卵，如果超过 12 厘米，应该在 24 小时内会有排卵。因此，宫颈黏液拉丝度达 8 ~ 12 厘米时，就是最佳"同房日"。排卵期的宫颈黏液古代医籍称为"锦丝带"，很形象的比喻，似乎是专为"精卵结合"牵线之用的，不得不佩服造化之妙！值得注意的是，很多人以为排卵日当天同房是最好的，但不一定正确。其实，最佳同房日≠排卵日，最佳同房日应该是"最佳宫颈黏液"日，因为首先要保证精子能顺利穿透宫颈黏液，"游"到输卵管。精子在输卵管可以待一两天，卵子只能待一天，精子等待卵子比较合理。何况，排卵后宫颈黏液很快变得"黏堵"，真正等到"排卵日"，精子可能要"望洋兴叹！"所以，千万不要错过"天赐良机"——"最佳宫颈黏液"日。当然，有些患者宫颈黏液比较少，可能比较难观察，这种情况本身是受孕的不利因素，必要时需要就诊治疗。

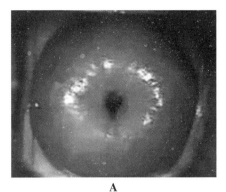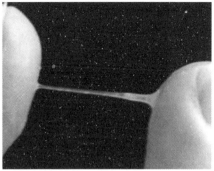

图 6-3　宫颈开口及宫颈黏液

A：宫颈开口；B：宫颈黏液

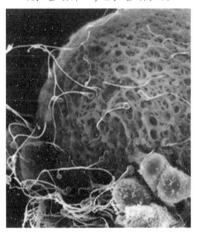

图 6-4　受　精

（3）推算出排卵期后一般先禁欲 3 ～ 7 天再选择同房，因为禁欲时间太短或者太长，都会影响精子数量和质量，尤其精子浓度低的患者，禁欲时间要相对长些。

话题五　复发性流产男方因素有哪些 <<<<

145. 什么是复发性流产？病因单单是女方的因素吗

复发性流产（RSA）指连续发生 2 次或 2 次以上的自然流产，以前多叫习惯性流产。谈到自然流产，很多人认为肯定是女方的原因。的确，人们一直热衷于研究染色体异常、母体生殖道异常、母体内分泌异常、免疫功能异常、生殖道感染等女性因素与自然流产的关系。但是，仍有约 50% 的患者病因不明，由于构成胚胎基因组成分的一半来自男性精子，因此，复发性流产还应该重视来自男方的因素。

146. 复发性流产男方因素有哪些

（1）精子质量问题：由于畸形精子很难到达卵子周围，即使动力正常的头部畸形精子有可能进入输卵管壶腹部，也几乎不可能与卵子受精，故畸形精子症不可能是复发性流产的原因。但是如果是精子的遗传物质 DNA 发生损伤，会导致胚胎发育停滞，而出现流产现象。判断精子 DNA 损伤的指标为精子 DNA 碎片率（DFI），如果 DFI > 25%，说明 DNA 不完整。引起精子 DNA 损伤原因很多，如精索静脉曲张、泌尿生殖系统感染、化疗、放疗、吸烟等。

（2）染色体及基因异常：目前发现，男性染色体上有多种基因，不仅调控精子的发生，并且对胚胎的发育至关重要。染色体异常包括染色体的数目异常和结构异常（如染色体断裂、丢失和易位）；基因异常最常见的是 Y 染色体微缺失。

（3）其他原因：男性生殖道感染（如解脲支原体及沙眼衣原体感染等）也容易通过性生活影响女性，引起女性生殖系统感染，从而增加流产风险。

第七讲

生二胎，男性需要注意些什么

【导读】随着我国二孩政策的放开，中国迎来了一波生育高潮，而生育质量的困扰也随之而来，一时间，很多夫妻都在考虑要不要再生一个，尤其是生二胎前需要注意哪些问题？本次讲座就来聊一聊这话题。

话题一 男性也有最佳生育年龄吗 <<<<

147. 男性的最佳生育年龄是多少？目前来咨询生二胎的年龄段如何

我们知道，女性的最佳生育年龄是 23 ~ 30 岁，30 岁后就会出现生育能力下降。就男性来讲，一般 25 ~ 35 岁是最佳生育年龄，35 岁以后精子的质量开始下滑，虽然超过 45 岁，男性仍有生育能力，但是精子质量明显低下，容易对胎儿发育造成影响。随着二胎政策的放开，现在来咨询再生育的男性比以前是多多了，年龄一般介于 35 ~ 45 岁。我碰到最大的是 51 岁，因为孩子发生意外，而要求再生育。可见，目前生二胎的人群，年龄稍微偏大，但从优生优育的角度来看，男性的生育年龄最好不要超过 45 岁这道红线。

148. 目前男性生育能力现况如何

（1）国内一组 19 岁到 28 岁健康大学生的精液质量调查发现，精子异常者占 37.2%。据报道，上海市志愿捐精者的合格率不超过 21%。

（2）近20年间，男性精子数量每年以1%的速度下降，精子数目总共降低40%。

（3）从全球范围讲，专家估计，大约有15%的夫妻不能生孩子，其中，女性因素占大约35%，男性大约35%，两者都有问题的占20%～25%。

显然，对于生二胎的男性来讲，生育能力更不容乐观。

话题二　男性精子质量为何一年不如一年 <<<<

149. 影响男性精子质量的因素有哪些

（1）基因缺陷：国外研究表明，至少5%～10%的男性不育症是由于基因缺陷引起的，其中比较常见的有Y染色体微缺失。

（2）影响精子质量的原因还有哪些

1）环境激素：目前已确定70～100种环境激素，很多与人类日常生活紧密接触，如塑料制品、农药、饲料和食品添加剂、洗涤剂、化妆品、激素、杀虫剂、除草剂等。这些类似雌激素的化学物质阻断精子生成的信号通路，干扰精子的生成。

2）"电子雾"：各种电子设备（包括手机）产生的电磁波引起人体生理功能紊乱，导致睾丸内生精细胞功能异常，并干扰精卵结合。

3）生活方式不健康：在日常生活中，一些不良的饮食习惯如长期吸烟、酗酒、经常饮用可乐或咖啡、喜欢食用煎炸食物或棉籽油(棉酚)等，对生精功能有一定的影响。另外，不良生活或工作习惯，如久坐、桑拿浴、连续驾车（2小时以上）、彻夜上网、爱穿紧身裤、笔记本电脑放在双腿上操作等，也会损害睾丸生精功能。因为睾丸最佳温度是34℃左右。

4）工作环境：油漆工、鞋厂工人、装修人员、高速公路收费员等长期置身化学环境污染(苯、甲醛、镉)；锅炉工、厨师等与环境温度有关；放射科医师与射线有关；电焊工则影响因素比较复杂，包括有害气体及金属吸入。

5）药品、毒品：影响性功能及精子质量。如胃药、降压药、精神类药物、免疫抑制剂、抗病毒药、抗肿瘤药、激素类药、冰毒等。

6）放射疗法：对生精功能伤害非常大，一般在治疗前都要先做生殖保险。

7）生活环境：生活压力过大，长期处于应激状态，导致内分泌失调。多见于中年男性。值得一提的是，有些夫妇因为害怕成天被人追问"几时生孩子"，久而久之患上了"社交恐惧症"。

8）生殖系统疾病：感染（附睾炎、前列腺炎、精囊炎、腮腺炎）、精索静脉曲张、睾丸鞘膜积液以及睾丸外伤等。

9）其他系统疾病：如消化系统疾病（胃溃疡、肝硬化）、血液系统疾病（贫血）、肾脏疾病（肾衰、血透）、内分泌疾病（甲亢、糖尿病），影响性功能和生精功能，不可忽视！

150. 为什么再生育男性的精子质量更需要关注

由于二孩政策已经放开，目前再生育男性的年龄一般介于35～45岁，年龄偏大，所以接触上述危险因素的机会更多，尤其是基础疾病更多，服用药物的频率加大，同时生活工作压力也相对大些，这些因素对生育功能均带来不利的影响。因此，对中年男子来讲，如要再生育，务必要重视精子质量的检查，尤其第一胎就是吃药成功的，第二胎肯定要倍加小心；即使第一胎很顺利自然受孕的，也不见得第二胎就没问题。正确的态度是，不管如何，在准备生第二胎前，最好都要全面检查一下，以免留下遗憾。

话题三 再生育前需要进行哪些准备 <<<<

151. 建议做个男性生育能力评估

男性生育能力检查比较简单，一般禁欲2～7天就可以，也没有痛苦。主要检查精液常规、精子形态、精液微生物，有条件最好查一下精子DNA碎片。精液常规包括精液量、pH、液化时间、精子浓度、精子活动力及活动率。如果发现问题，可以进一步深入检查，如精索静脉、生殖内分泌、Y染色体微缺失等。

152. 关于是否选择中药调理的问题

上文提到，由于二胎政策已经开放，目前男性再生育的年龄一般偏大，具备不利生育的因素相对多些，所以提前进行中药调理有一定的道理，尤其是生育力评估不理想的男性，更应该重视预防性治疗。

153. 再生育前有哪些食疗方面的建议

（1）补钙：钙元素对精子的运动、获能、维持透明质酸酶的活性及在受精过程中起着举足轻重的作用。可食用牛奶、甜杏仁、香菇、排骨汤、葡萄干、紫菜、虾皮、海带、金针菜等。

（2）补精氨酸：精氨酸是构成精子头的主要成分，可提高精子活动能力。可食用海参、葵花子、豆腐皮、冻豆腐、鳝鱼、山药、墨鱼、芝麻、花生仁、泥鳅和银杏等。

（3）补果糖：精子的活动与精囊中果糖的含量有关。可食用蜂蜜、梨、苹果、葡萄、菠萝、甜橙等。

（4）补镁：镁可提高男士的生育能力。可食用大豆、马铃薯、核桃仁、燕麦粥、海产品。

（5）补锌：锌是精子代谢必需的物质，并能增强精子的活力。可食用牡蛎、动物肝、蛤、虾、贝类、胡桃仁、牛乳、豆类、莲子。

（6）补肾食物：可食用黑豆、黑米、黑芝麻、核桃、黑木耳、动物肉类、鸡蛋、骨髓、樱桃、桑椹、山药。

总之，只要放松心态，改善生活习惯，积极配合医生治疗，成功生育二胎并不是太大问题。

第八讲

前列腺保健

【导读】前列腺是男性独有的一个器官，伴随这个部位，会发生哪些疾病，而男性日常可以通过哪些手段对前列腺进行保护，预防相关疾病的发生，就相关的话题，本次讲座就来聊一聊。

话题一　前列腺常识——男人的"生命腺" <<<<

154. 什么是前列腺

许多男性不清楚自己身体内的前列腺到底是一个具有何种功能的器官。前列腺由于所处的部位特殊，在中国的传统观念里总带有一点秘而不宣的感觉，那么什么是前列腺？前列腺是男性特有的副性腺器官。有人说它是男人的"下水道"。其实前列腺是男性泌尿系统与生殖系统共用的一个器官。前列腺，现在名气很大，如果说男人什么病最多，就是前列腺！其实在古代中医书籍里，是没有前列腺这个名字的。只是当出现急性化脓性前列腺炎时，中医倒有一个名字叫"悬痈"。这个肿块刚好长在会阴部，好像悬挂在哪里一样，所以叫悬痈。

前列腺位于膀胱颈的下方，大小如板栗，底朝上，尖端朝下，重量大约 20 克。尿道从膀胱出来，首先经过前列腺。形象地说，前列腺就像一个拳头，紧紧握住了膀胱颈部（图 8-1）。可想而知，前列腺出问题对排尿的影响有多么大。其实，前列腺里面还装着很多管道系统，除了最大的尿道之外，还有射精管、前列腺腺管等，它们都开口于尿道前列腺部。所以，这里是一个交通枢纽，最怕堵了，这也是慢性前列腺炎难治的原因。那么，前列腺内部的结构大概如此，外部的结构又是怎样的呢？前列腺的表面

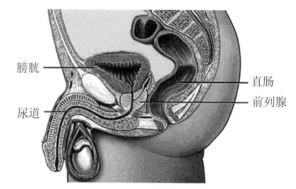

膀胱

直肠

前列腺

尿道

图 8-1 前列腺部位图

由被膜覆盖，又叫前列腺包膜。这里需要澄清的一个问题是，有人认为前列腺包膜形成的"屏障"使得药物难以进入腺体组织，所以也是慢性前列腺炎治疗困难的原因之一。事实并非完全如此。其实包膜自外到内分为 3 层，分别为血管层、纤维层、肌层，血管是很丰富的。试想，平时身体其他部位的营养成分能自由地进入前列腺，前列腺自己产生的激素也很轻松地流到身体其他部位，那为什么药物就不能进入前列腺呢？只有一种情况，就是急性前列腺炎，水肿比较厉害，前列腺包膜压力比较大，血流显得缓慢而已，药物还是能进入的。所谓前列腺包膜的"屏障"作用，误导了一些医生及患者，相信所谓前列腺腔内药物灌注、导融等治法，美其名曰"突破屏障"，其实，效果不见得好，对前列腺反而是一种伤害。

155. 前列腺有哪些生理功能

前列腺是男人最大的附属性腺。它有分泌功能：①分泌前列腺液。前列腺液是精液的一部分，其中含有的胰蛋白酶，是帮助精液液化的（精液刚射出是凝固的，液化后，精子才会动起来）。前列腺液中有大量的锌，锌对精子活力有作用。另外，锌有抗感染作用，大家不一定知道，精液对阴道的抑菌、保洁作用，可能与之有关。有些老年妇女容易得阴道炎，就与缺失性生活有关。②前列腺还分泌前列腺素。前列腺素功能很多，其中一个与男性性欲有关。另外，前列腺控制排尿和射精。虽然男人的排尿烦恼与前列腺有关，但是男人快乐的源泉也是来自前列腺，男人的

性高潮带来的快感就离不开前列腺的强力收缩！因此,前列腺称之为"生命腺"有一定道理。

156. 前列腺会引发哪些疾病

前列腺有很多功能,给男人,还包括女人带来了很多好处。但是前列腺如果病了,给男人带来的烦恼也不少。包括前列腺炎、前列腺增生、前列腺癌等。当然,这些疾病彼此之间有没有相互关联呢？可以说,发病原理完全不同,请大家不要作太多的联想。

话题二　呵护前列腺——前列腺如何保健 <<<<

157. 男性到了什么年纪，需要特别注意对前列腺的保健

前列腺在幼年、少年时期一直是杏仁大小,直到青春期开始,一下子就活跃起来了。所以,青春期就应关注,婚育期就要特别注意,中老年一直要关注。

158. 在日常的生活中，如何注重前列腺的保健

医学界有句名言说"预防就是最好的治疗",怎样才能做到前列腺炎的预防,让男性远离前列腺炎,真正达到"炎"里无男人呢？

（1）调整心态：慢性前列腺炎症状繁多、病程漫长、反复发作、治疗效果不太理想,确实给不少患者带来心理上的极大压力。但是通过下一章的学习,应该相信目前中西医结合治疗的办法还是很多的,大部分患者都会得到症状上的缓解或治愈。针对本病慢性迁延的特点,"耐心"是治疗的重要保证。有些患者之所以"久治不愈",乃是长期的焦虑、抑郁所造成的。研究发现,精神心理因素可以通过神经反射引起排尿功能障碍,并使尿液反流至前列腺,引起前列腺无菌性炎症,或加重前列腺炎的症状。临床上常碰到有些患者,一旦有不洁性行为、酗酒、手淫后偶尔出现下腹不适或排尿异常就以为患上了前列腺疾病,或复发。终日忧心忡忡,不知所措,实际上可能只是一过性的前列腺充血,并没有

前列腺炎。另外，有部分患者存在错误认识，认为慢性前列腺炎肯定会影响性功能，加重了心理压力，使其性功能障碍更加明显，造成生活质量下降。值得注意的是，主动避开有些媒体的不实宣传，不要到网上"自找麻烦"，也是缓解恐惧、提高自信的重要手段。

中医讲，心为五脏六腑之主。所以，心情舒畅，气血调通，疾病就容易痊愈。对本病要正确认识，消除误解（参考下章"对前列腺炎的认识有哪四大误区"），树立信心，改善心境，积极配合治疗。

（2）调整生活方式，避开不利因素：尽管前列腺炎的发病率很高，但并不是所有的男性都患有前列腺炎，仅在一些特殊人群中，例如酗酒者、汽车司机、大中专学生、部队战士、免疫力低下者等存在着高发现象，说明日常生活中的诸多不良习惯以及其他不利条件是诱发前列腺炎的高危因素，要避开。

1）避免酗酒、吸烟和食用大量辛辣食物：酒类、辣椒等辛辣食品对前列腺和尿道具有刺激作用，食用后可出现短暂的或伴随排尿过程的尿道不适或灼热症状，并能够引起前列腺的血管扩张、水肿或导致前列腺的抵抗力降低。当然，一些曾经患有前列腺炎但已经治愈者长期对某些食品保持着回避的态度，甚至一些正常人也选择或拒绝食用某些食品，这种草木皆兵的做法大可不必。香烟中的烟碱、焦油、亚硝胺类、一氧化碳等有毒物质，不但可以直接毒害前列腺组织，而且还能干扰支配血管的神经功能，影响前列腺的血液循环，也可以加重前列腺的充血。

2）多饮水，多排尿：浓度高的尿液会对前列腺产生一些刺激，长期不良的刺激对前列腺有害。每天喝2000毫升以上的白开水或者茶水，不仅可以稀释血液，还可有效稀释尿液的浓度。并通过尿液经常冲洗尿道，帮助前列腺分泌物排出，有利于预防重复感染，既可以预防前列腺炎，又有辅助治疗前列腺炎的作用。

3）不要憋尿：一旦膀胱充盈有尿意，就应去小便，长期憋尿对膀胱和前列腺不利，会导致膀胱炎症及尿路刺激症状。长期憋尿、尿潴留导致膀胱压力增高可造成尿逆流，引起化学性前列腺炎。

4）性生活要有规律性：慢性前列腺炎患者在性生活中可能会出现疼痛或者不舒服的感觉，这样往往造成患者无所适从，不知道自己是应该过性生活还是不应该过性生活。实际上慢性前列腺炎患者应该有一个正常的性生活，而不是完全杜绝。对于疼痛感很重的患者可以减少性生活，等到症状得到控制以后再过性生活，但是对于症状比较轻，对性生活影响不大的患者来说，我们鼓励正常的性生活。因为太少的性生活不利于前列腺液的排泄，会造成前列腺被动充血；当然过多也不行，会使前列腺经常处于充血状态，不利于炎症消退。一般一周一次为佳，手淫也一样。因此，关键是性生活要适度，不纵欲也不要禁欲。

5）不要久坐或骑车：骑自行车、摩托车、骑马等骑跨动作，长时间坐着不动等都可以造成前列腺的直接压迫而导致前列腺充血，使前列腺液的排泄更加困难。另外，应积极治疗便秘，以减轻对前列腺的压迫。

6）坚持适当的体育锻炼：众所周知，锻炼身体可以改善和增强全身的健康状况和免疫能力。腹部、大腿和臀部的运动可以对前列腺起到按摩作用，促进前列腺组织的血液循环，有利于局部炎症的吸收，对于预防前列腺炎的发生具有重要意义。例如打太极拳、慢跑或快走等，对前列腺有很好的保健作用。

7）注意局部保暖：不要久坐在凉石上，因为寒冷可以使交感神经兴奋增强，导致尿道内压增加而引起逆流。局部保持温暖的环境使前列腺和精道内的腔内压力减少、平滑肌纤维松弛，减少出口的阻力，使前列腺的引流通畅；保暖还可以减少肌肉组织的收缩，因而可以使组织含氧量改善，充血水肿状态容易得到恢复。

8）洗温水澡或热水坐浴：洗温水澡可以舒解肌肉与前列腺的紧张，减缓不适症状，经常洗温水澡无疑对前列腺病患者十分有益。如果每天用温水坐浴1～2次，同样可以收到良好效果。对已生育的慢性前列腺炎患者，可以进行每周2～3次的热水坐浴，每次30分钟左右，这样可以减少前列腺炎症复发的概率。

9）保持会阴部清洁：男性的阴囊伸缩性大，分泌汗液较多，加之阴部通风差，容易藏污纳垢，局部细菌常会乘虚而入，这样就容易导致前列腺炎。因此，坚持清洗会阴部是预防前列腺炎的一个重要环节。另外，每次同房前后都坚持冲洗外生殖器，尤其是包皮内部，是很有必要的。

159. 帮助前列腺炎康复的食疗有哪些

（1）补充抗氧化剂：慢性前列腺炎以及许多疾病的发生都与氧化应激作用有关，所以，抗氧化剂，尤其是维生素 E 和维生素 C，能够减轻氧化自由基对组织和血管系统的损伤，有助于对各类疾病的预防和防止疾病的复发。粗粮、坚果、植物油、新鲜蔬菜和水果均可补充各类抗氧化剂。每天饭后 1～2 小时或饭前 1 小时吃 1 个洗净的苹果，最好连皮吃，因为苹果皮中富含具有保护前列腺作用的抗氧化剂。

（2）补锌：锌是体内多种酶类的活性成分，可调节机体的免疫功能，增加前列腺局部抗感染能力。锌含量和前列腺的抗感染能力有关，锌含量降低时对炎症的防卫机制下降，抗菌能力也下降。医学研究显示，体内的锌含量较正常值降低 35% 时，前列腺会发生轻度肿大，如果降低到 38% 即可引发慢性前列腺炎。含锌丰富的食物有苹果、花生仁、南瓜子仁、杏仁、芝麻、海产品（牡蛎）、瘦肉、粗粮、豆类植物等。国内很多地方开始采用食用苹果辅助治疗前列腺炎，这是因为苹果中的锌能改善慢性前列腺炎患者缺锌的状况，而锌元素是精液的重要组成成分，因此对于精子数量及其质量不好的前列腺炎患者，食用苹果要比含锌的药物疗效更为安全显著。

（3）补充纤维素：粗粮、蔬菜等富含纤维素的食物有助于保持大便通畅，减少直肠、肛门疾病，也有助于预防和治疗前列腺炎。

160. 帮助前列腺炎康复的简易按摩操

每天早、中、晚按摩关元穴（位于脐下 3 寸处）、中极穴（位于脐下 4 寸处）各 5 分钟左右，其次，做转腰和缩肛运动。全身放松站立，两眼微闭，两腿分开与肩同宽，两手叉腰微下蹲，身体左转 20 次，再右转 20 次，左右交替共转 200 次，然后提肛 50 次。以上动作每天 3 次。

第九讲

前列腺炎并非都是"炎"

【导读】前列腺炎是很多男性朋友既熟悉又陌生的一个疾病，熟悉是因为它的常见性，而陌生就在于对于这个疾病，社会上的认识存在诸多误区，本次讲座我们就专门来聊一聊前列腺炎的话题。

话题一　前列腺炎的常见性及常见误区 <<<<

161. 前列腺炎是男科门诊见到最多的病种

前列腺炎占到男科门诊的 30% 左右，主要是慢性前列腺炎。前列腺炎是男性常见病、多发病和疑难病，前列腺炎可以影响各个年龄段的成年男性，50 岁以下的成年男性患病率较高。目前国内报道慢性前列腺炎的发病率为 6% ～ 32.9%，高于国外的文献报道。几乎 50% 的男性在一生中的某个时期曾受前列腺炎的影响，部分前列腺炎可能严重地影响患者的生活质量，并对公共卫生事业造成巨大的经济负担。前列腺与男性的性能力、传宗接代密切相关，许多男性不清楚前列腺炎到底是怎么一回事，很多慢性前列腺炎患者由于长期治疗不愈而伴有焦虑、抑郁的情绪障碍，这可能与他们对本病的认识存在误区有关系，对于这个问题我们既不能忽视，又不能危言耸听。

162. 对前列腺炎的认识有哪四大误区

（1）前列腺炎是老年人的事：前列腺炎是男性常见疾病，可发生于各年龄段的成年男性，多见于 20 ～ 45 岁性活跃期男子（就是所谓的生殖旺盛期）。尤其 20 多岁的男人，性发育已经成熟，稍有外界刺激，容易产生性欲冲动，这样，前列腺经常处于一种充血状态。容易引起所谓的无菌性前列腺炎。

（2）慢性前列腺炎患者由于长期治疗不愈，可能会癌变：很多患者担心此症会不会癌变的问题，尤其是有些宣传说，慢性前列腺炎是"不死的癌症"等，这些说法，是相当不负责任的。到目前为止还没有发现前列腺炎和前列腺癌有直接的关系，因此，请大家不要有太多的思想负担，及时调整心态，积极治疗，一般都会恢复健康。

（3）慢性前列腺炎是性病，慢性前列腺炎具有传染性：应该说是极少数的慢性前列腺炎可能是性病引起的，会有传染性。这部分患者往往有不洁性生活史，当他们得了淋菌性尿道炎没有彻底治愈，或非淋菌性尿道炎久治不愈，病菌从尿道跑到前列腺了，才会引起淋菌性前列腺炎和非淋菌性前列腺炎。下面还要讲到，大部分慢性前列腺炎是无菌性前列腺炎，即使一般普通细菌引起的前列腺炎，一般也不会传染给女方，因为女方的阴道具有一定的抗病能力。

（4）前列腺炎会影响生育：大多数前列腺炎是不影响生育的。只是其中部分细菌性前列腺炎，或非细菌性前列腺炎前列腺液中白细胞太多可能会影响生育。当然，即使出现这种情况，经过治疗，也会生育。

话题二　前列腺炎并非都是"炎" <<<<

163. 前列腺炎到底是怎么引起的？诱发因素有哪些

慢性前列腺炎其病因较为复杂，目前研究不明确，但其诱因是大家较公认的。

（1）诱因之一：前列腺充血。各种不同原因引起的充血特别是被动充血，是前列腺炎的重要致病因素。患者发病往往不是由于细菌感染或微生物入侵所造成，但却会形成炎症反应并诱发前列腺炎。生活中引起前列腺充血的情形常有以下几种。

1）性生活不正常。性生活过频、性交被迫中断或过多的手淫等，都可使前列腺不正常充血。但性生活过度节制，也会产生长时间的自动兴奋，从而造成被动充血。

2）直接压迫会阴部。从生理学观点看，坐位可使血液循环变慢，尤其是会阴部的血液循环变慢，直接导致会阴前列腺部慢性充血以及淤血。但一般时间的坐位不会对身体有任何影响。如果因工作或其他原因长期久坐，则会对前列腺造成一定的影响。这是因为，会阴前列腺部充血，可使局部的代谢产物堆积、前列腺管阻塞、腺液排泄不畅，导致慢性前列腺炎的发生。有学者通过调查发现，慢性前列腺炎患者中，汽车驾驶员占较大的比例，并且不易治愈。因此，从事这方面工作的人要认识到这一现象，在工作中不要长期久坐，在工作之余要适当休息，并注意经常变换体位，这样可以改善前列腺局部充血，减少或避免慢性前列腺炎的发生。骑车与久坐一样，可造成会阴部及前列腺局部的充血及血液循环障碍，长期如此会导致慢性前列腺炎的发生。而且骑车较坐位更直接压迫会阴前列腺部，尤其是长途骑车更是如此，容易出现会阴部麻木痛、排尿困难、腰部酸软等症状。因此，对于慢性前列腺炎患者，一般持续骑车时间应在 30 分钟以内，如果路途较长，应在骑车途中适当下车活动一会儿再骑；也可适当调整车座的角度，使其前部不要太高；还可加上海绵垫，使车座柔软舒适，这样可减少前列腺充血，避免慢性前列腺炎的发生和加重。

3）不健康的生活方式（长期饮酒）。饮酒对人体尤其是前列腺炎患者有哪些消极作用呢？酒的主要成分是乙醇，乙醇不是人体必不可缺的物质。饮酒后的乙醇很快被胃吸收，其中的 80%～90% 在体内氧化，只有 10%～20% 的乙醇不经氧化而排出体外。大量饮酒时，不经氧化而被排出的乙醇非常高，老年人体质与功能衰退是必然现象，代谢过程减慢也是必然的，对乙醇的分解能力也降低，而乙醇排出的主要途径是肾脏，故大量饮酒者以及老年人饮酒，无疑加重了肾脏负担，损害肾脏功能，膀胱肌收缩功能降低，可引起排尿困难，这也是饮酒后引发尿闭及加重尿闭的原因之一。乙醇具有强烈的刺激性，进入人体后可使内脏血液循环加快，扩张血管，尤其以扩张内脏血管最显著。所以，饮酒后会很容易导致前列腺充血。

4）按摩过重。前列腺按摩不当等医疗行为引起的外界刺激，如手法过重或过于频繁等均可使前列腺充血。

5）感冒受凉。感冒受凉可引起人体的交感神经兴奋，导致尿道内压增加、前列腺管收缩而妨碍前列腺液排泄，产生淤积性充血。

（2）诱因之二：病原微生物感染。各种微生物如细菌、原虫、真菌、病毒等都可成为导致前列腺炎的感染源，其中又以细菌为最常见，如淋球菌、大肠杆菌、葡萄球菌等。细菌的侵入途径主要有三种，一是血行感染，常见于皮肤、扁桃体、呼吸道或消化道感染后，致病菌通过血液循环传播到前列腺，引起前列腺炎。二是淋巴感染，比如下尿路感染和结肠、直肠的炎症可通过淋巴管道而感染前列腺，产生炎症。三是直接蔓延，男性排尿时，尿液要经过前列腺，尿中的细菌可直接进入前列腺，从而导致前列腺感染。

（3）诱因之三：尿液刺激。医学上称尿液刺激为化学因素。尿液中含有多种酸碱性化学物质，当患者局部神经内分泌失调，引起后尿道压力过高、前列腺管开口处损伤时，就会造成尿酸等刺激性化学物质返流进入前列腺内，诱发无菌性"化学性慢性前列腺炎"，引起排尿异常和骨盆区域疼痛。

（4）诱因之四：焦虑、抑郁、恐惧等精神心理因素。专家发现，经久不愈的前列腺炎患者中有一半以上存在显著的精神心理因素和人格特征改变，如焦虑、压抑、疑病症、癔症，甚至自杀倾向。这些精神、心理因素的变化可引起自主神经功能紊乱，造成后尿道神经肌肉功能失调，导致骨盆区域疼痛及排尿功能失调。而伴有疼痛及神经衰弱的前列腺患者常常过于夸大躯体的不适和疼痛，自觉症状往往大于实际病情，这种情况被称为"紧张型前列腺炎"。消除精神紧张可使症状缓解或痊愈。但还不清楚精神心理改变是其直接原因，还是继发表现。而心理因素又与年龄的大小有关，年轻患者精神负担明显重于年龄大的患者，这种情况往往直接影响到药物治疗的效果。

（5）诱因之五：免疫性因素、过敏。研究表明，慢性前列腺炎与自身免疫因素有一定关系。有专家曾在一些关节炎患者的身上发现"抗前列腺抗体"的存在。这类患者往往是因先天或后天免疫缺陷而产生抗前列腺抗体，从而导致前列腺组织损伤。如果患者经过检查没有发现细菌、病毒、支原体感染的证据，可考虑免疫性因素的存在。临床上发现，对某种病毒的过敏反应也可导致炎症。特别是某些机体抵抗力低下的患者，对病毒的敏感性较高，易诱发慢性前列腺炎。

164. 除了诱因之外，还有一些其他原因导致慢性前列腺炎

（1）原因之一：神经内分泌因素。前列腺炎患者的疼痛具有内脏器官疼痛的特点。前列腺、尿道的局部病理刺激，通过前列腺的传入神经触发脊髓反射，腰、骶髓的星形胶质细胞活化，神经冲动通过生殖股神经和髂腹股沟神经传出，交感神经末梢释放的去甲肾上腺素、前列腺素、降钙素基因相关肽、P物质等，引起膀胱尿道功能紊乱，并导致会阴、盆底肌肉异常收缩，在前列腺以外的相应区域出现牵涉痛。

（2）原因之二：氧化应激学说。正常情况下，机体氧自由基的产生、利用、清除处于动态平衡，前列腺炎患者氧自由基的产生过多或（和）自由基的清除体系作用的相对降低，使其抗氧化应激作用的反应能力降低、氧化应激作用产物或（和）副产物增加，可能为发病机制之一。

（3）原因之三：盆腔相关疾病因素。部分前列腺炎患者常伴有前列腺外周带静脉丛扩张、痔、精索静脉曲张等，或存在久坐、不适当的性活动等引起的慢性盆腔充血，提示部分慢性前列腺炎患者的症状可能与盆腔静脉充血相关，可能是造成久治不愈的原因之一。某些临床诊断为前列腺炎的患者，其表现可能是间质性膀胱炎等其他疾病所致。

总之，前列腺炎病因复杂，这也是治疗效果不佳以及经久不愈的原因，并且，前列腺炎很可能不同时期存在着不同的病因，或在同一时期存在一个以上的致病因素。虽然前列腺炎并不是什么致死的疾病，但当它发生在你身上时，它就像苍蝇一样挥之不去，缠着你，成为你每天不得不想怎么除去它的小疾病。

165. 为什么说前列腺炎并非都是"炎症"

可以说，八成前列腺炎为非细菌性感染，两成前列腺炎并非"炎症"。

前列腺炎是一组综合征,不是单一的某一种病,更不仅仅是"炎症"。这句话听起来似乎有点糊涂,难道前列腺炎不是炎症吗?的确,有一部分前列腺炎就不是炎症,我们只要看一看前列腺炎是怎么分类的就知道了。国际上最新分类标准是美国国立卫生研究院的标准,把前列腺炎分为:急性细菌性前列腺炎、慢性细菌性前列腺炎、慢性非细菌性前列腺炎和无症状性前列腺炎四型。其中,细菌性前列腺炎好理解,无症状性前列腺炎不需要治疗,也不用管它。就是非细菌性前列腺炎比较难理解。非细菌性,顾名思义不是细菌引起,比如前面讲的,尿液反流、免疫功能失调引起的前列腺炎,就是非细菌性前列腺炎。值得注意的是,这部分患者约占80%以上。可见大部分前列腺炎都不是细菌引起的。这就是大部分抗生素治疗慢性前列腺炎失败的原因之一。那么,怎么还有"非炎症性"?就是说非细菌性前列腺炎中,有一部分病例并不是前列腺组织的真正"发炎",而是盆腔底部肌肉痉挛,引起盆腔周围疼痛,包括小腹部、耻骨上区、腰骶部、腹股沟、睾丸及精索等部位疼痛,即所谓的盆腔疼痛综合征,这部分患者占20%左右。那么,这部分患者对抗生素更加没有效果了。上次,我们碰到一位公务员,他会阴部疼痛好几年了,很难长久坐着工作,一般几分钟后就得站起来,所以,很痛苦。他去了很多地方治疗,拍了CT,腰椎间盘也是好的。用了很多抗菌消炎止痛的药,就是没效果。后来,我们给他开了些中药,慢慢缓解了。这说明,前列腺炎搞清分类很重要。

话题三　前列腺炎的诊断依据有哪些 <<<<

166. 主要看临床表现——所谓的"四大类症状"

(1)疼痛:后尿道有烧灼感、蚁行感,会阴部、肛门部疼痛可放射至腰骶部、腹股沟、耻骨上区、阴茎、睾丸等,偶可向腹部放射。

(2)泌尿系症状:炎症累及尿道,患者可有轻度尿频、尿急、尿痛,个别患者尚可出现终末血尿,清晨排尿之前或大便时尿道口可有黏液或脓性分泌物排出。

（3）性功能障碍：可有性欲减退、勃起功能障碍、早泄、射精痛、遗精次数增多等，个别患者有血精或因输精管道炎症而使精子活力减退，导致不育。

（4）"神经衰弱"症状：由于患者对本病缺乏正确理解或久治不愈，可有心情抑郁、乏力、失眠等。

对照"美国国立卫生研究院慢性前列腺炎症状指数（NIH-CPSI）"看看你的症状有多严重（表9-1）。

表9-1　美国国立卫生研究院慢性前列腺炎症状指数（NIH-CPSI）

慢性前列腺炎症状指数

一、疼痛或不适症状评分

1.您在以下区域出现过疼痛或不适吗	无	很少	偶尔	经常	很常见	几乎总是
1）会阴部	0	1	2	3	4	5
2）睾丸	0	1	2	3	4	5
3）阴茎头部	0	1	2	3	4	5
4）腰骶部耻骨上区	0	1	2	3	4	5
2.排尿时疼痛或烧灼感	0	1	2	3	4	5
3.射精时或以后疼痛不适	0	1	2	3	4	5

4.用数字描述以上疼痛或不适的感觉：不痛　0　1　2　3　4　5　6　7　8　9　10　很痛

二、排尿症状评分

	无	少于1/5次	少于一半	大约半数	多于一半	几乎每次
5.上周您是否经常有排尿不尽感	0	1	2	3	4	5
6.上周您是否在两小时内排尿	0	1	2	3	4	5

三、症状的影响

	无	有一点	有一些	很多
7.上述症状是否影响了您的日常生活	0	1	2	3
8.您是否经常想起您的症状	0	1	2	3

四、生活质量

	非常满意	满意	比较满意	一般	不太满意	不愉快	非常恐惧
9.如不治疗就这样过以后的生活，您觉得怎样	0	1	2	3	4	5	6

续表

NIH–CPSI 积分结果分析		
疼痛和不适评分： 1+2+3+4=（ ）	症状对生活质量的影响评分：7+8+9=（ ）	
排尿症状评分： 5+6=（ ）		
症状严重程度： 1+2+3+4+5+6=（ ）	轻度 0 ~ 9；中度 10 ~ 18；重度 19 ~ 31	
总体评分： 1+2+3+4+5+6+7+8+9=（ ）	轻度 1 ~ 14；中度 15 ~ 29；重度 30 ~ 43	

167. 如何看前列腺炎的化验单

前列腺炎的化验检查主要有：①前列腺液常规检查。前列腺液可以用直肠按摩的方法取得，利用前列腺液涂片检查。正常的前列腺液为淡乳白色，有蛋白光泽，每天分泌量为 0.5 ~ 2 毫升。前列腺液为精液的一部分，占精液的 15% ~ 30%，其 pH6 ~ 7，呈微酸性；炎症严重时分泌物浓厚，色泽变黄或呈淡红色混浊，或含絮状物，并可有黏丝。前列腺液检查是目前诊断前列腺炎最简单也是最有用的方法（图 9-1）。前列腺按摩后取前列腺液涂片行显微镜观察，如每高倍视野有 10 个以上的白细胞或脓细胞，卵磷脂小体数量减少，同时具有前列腺症状时即可诊断为慢性前列腺炎。②前列腺液微生物培养。看看是否有细菌及其他的微生物感染，但要排除前尿道口的微生物污染。

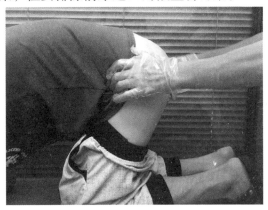

图 9-1 前列腺按摩图

我们说，前列腺炎的诊断，一般以临床症状为主，而不能只看化验结果。比如，非炎症性前列腺炎中白细胞本来就是正常范围，这部分患者无法通过前列腺液检查来诊断。因此，目前国际上诊断前列腺炎的金标准是前列腺炎症状评分标准。这里面，有一个值得注意的问题是，前列腺液中的白细胞有时还会令人"捉摸不定"，临床上会碰到某个患者，一查白细胞是正常的，并不说明这个患者没有"炎症"，可能比白细胞不正常的患者炎症更重，这是何故？原来，患者病程已经很长，前列腺中的管道（腺管）已经堵塞，炎症细胞（白细胞）排不出来了，难怪前列腺液中没有白细胞。经过治疗，比如用些活血化瘀的中药或热疗，结果管道疏通了，前列腺液中的白细胞会越来越多。患者一看化验单，以为病情重了。其实医生心里有底，这是病情好转的佳兆。一问患者，果然症状减轻不少，再经过一段时间治疗，自然白细胞又慢慢降下去了。因此，对于前列腺液中的白细胞，不必太乐观，也不要太悲观，应该动态分析。

168. 前列腺炎还有哪些检查手段

（1）直肠指检：直肠指检对前列腺炎的诊断非常重要，且有助于鉴别会阴、直肠、神经病变或前列腺其他疾病，同时通过前列腺按摩获得前列腺液。对于急性前列腺炎时，体检可发现耻骨上压痛、不适感，有尿潴留者可触及耻骨上膨隆的膀胱，直肠指检可发现前列腺肿大、触痛、局部温度升高、外形不规则等，如出现前列腺脓肿时，可出现波动感，但要记住切忌对患者进行前列腺按摩。而慢性前列腺炎，直肠指检可了解前列腺大小、质地、有无结节、有无压痛及其范围与程度、盆底肌肉的紧张度、盆壁有无压痛，按摩前列腺获得前列腺液。直肠指检前，建议留取尿液进行常规分析或选择进行尿液细菌培养。

（2）B超检查：作为一种常用的慢性前列腺炎的辅助检查，能间接提供前列腺的组织结构改变情况，并且操作简单、经济。当有前列腺炎时，前列腺体积正常或轻度增大，形态尚对称。包膜增厚但无中断，内部回声多呈分布不均匀的低回声。当出现脓肿时，脓肿区呈边缘不齐的厚壁的无回声区或低回声区，无回声区内可有分隔。尽管前列腺炎患者B超检查可发现上述不同，但目前仍然缺乏B超诊断前列腺炎的特异性表现，也无法利用B超对前列腺炎进行分型。

（3）尿动力学检查：①尿流率，尿流率检查可以大致了解患者排尿状况，有助于前列腺炎与排尿障碍相关疾病进行鉴别；②尿动力学检查，可以发现膀胱尿道功能障碍。

（4）CT和MRI检查：对鉴别精囊、射精管等盆腔器官病变有潜在应用价值，但对于前列腺炎本身的诊断价值仍不明确。

话题四　前列腺炎究竟难不难治 <<<<

169. 慢性前列腺炎难治的原因是什么

原因有以下几方面：①慢性前列腺炎发病原因比较复杂。少部分是细菌感染，大部分是其他原因，如尿液返流（所谓化学性前列腺炎）、交感神经功能失调（对外界刺激比较敏感，如稍微喝点水、稍微有点冷的刺激就想尿尿）、免疫失调（免疫功能是一把双刃剑，太低不行，反应过度也不行，敌我不分）。②前列腺解剖结构与功能比较特殊，一方面药物难以进去；另一方面前列腺腺管容易堵塞，炎性分泌物难以排出。③前列腺也是性器官，性活动太少或太多，对它都有影响。④有些医生由于条件所限，对前列腺炎分类没搞清楚，一味地用抗生素治疗，这样会引起菌群失调，反而使疾病越治越复杂。⑤一些久治不愈的患者往往有失眠、健忘、焦虑、抑郁等，这方面的困惑有时甚至超过疾病本身的痛苦。所以说慢性前列腺炎比较难治。但是，绝对不是"不治之症"。只要树立正确的认识，积极配合，正规治疗，90%以上能控制症状，有些能治愈。

170. 为什么前列腺炎强调综合治疗

前列腺炎由于其病因尚不完全清楚，病情复杂，其症状可能是多种因素共同作用所产生的，同时又会产生各种精神不良反应。治疗前列腺炎无灵丹妙药，对于前列腺炎的治疗多种多样，采用单一治疗方案往往效果不甚明显，故采用综合疗法可能会取得更好的疗效。

所以有效的治疗方法是从前列腺炎的众多发病机制中的各个环节入手，针对疾病多因素、多病因的特点，采用多种药物联合治疗。例如，

用 α 受体阻滞剂（甲磺酸多沙唑嗪、盐酸坦索罗辛等）降低后尿道压力，解痉药物（黄酮哌酯）改善盆底肌肉的痉挛状态，抗胆碱能药物（酒石酸托特罗定）缓解排尿异常，非甾体类抗炎药（氯诺昔康、塞来昔布等）消炎和镇痛，降低尿酸药（别嘌醇）减少尿液反流对前列腺的化学刺激。另外，植物药（普适泰片）、直肠内栓剂（前列安栓）、抗抑郁药物（氟西汀、阿米替林等）、镇静和抗焦虑药物（氯美扎酮、地西泮）、健脑安神药物等，都具有协同改善症状的疗效。医生结合患者的具体情况，个体化选择药物的配伍种类及剂量，一般使用 3～5 种药物，就可以使多数患者的临床症状迅速缓解。

值得注意的是，经历一段时间的综合治疗，当那些不适症状明显改善后，患者会十分欣喜，但这并不意味着疾病已经痊愈。患者必须定期将治疗效果反馈给医生，不断调整治疗药物，并坚持治疗 1～2 个月，给前列腺争取到宝贵的调养生息的机会，让长期慢性炎症引起的局部组织结构和功能的改变，尤其是免疫功能的异常得以恢复。这是巩固胜利成果的必要举措，千万要避免功亏一篑。此外，建立战胜疾病的自信心，改变不良的生活方式，生活中注意保护前列腺，调整紧张焦虑情绪，积极配合医生的检查和治疗，可以使多数的顽固性慢性前列腺炎患者获得痊愈。

171. 西医治疗前列腺炎的具体策略有哪些

（1）抗菌药物治疗：慢性细菌性前列腺炎的抗菌治疗不仅取决于细菌对抗菌药物的敏感程度，还与该抗菌药物对前列腺的穿透能力和到达前列腺组织内的药物浓度有关，传统治疗主要是口服或者静脉输入抗生素，经血液循环到达前列腺，但由于前列腺局部血供较少，到达前列腺组织的药物浓度低，而且多数抗生素难以穿透前列腺腺泡上皮脂质膜的屏障而不能进入前列腺泡内。目前，喹诺酮类药物因其独特的药代动力学属性，通透性好，被推荐为慢性前列腺炎抗菌治疗的首选药物。

（2）α 受体阻滞剂：α 受体阻滞剂对未曾治疗的患者和新确诊的前列腺炎患者的疗效优于慢性及难治性患者，长疗程的（12～14 周）疗效可能优于短疗程的治疗效果。常用药物有哌唑嗪、萘哌地尔、苯苄胺、特拉唑嗪、阿芙唑嗪、坦索罗辛和多沙唑嗪等。治疗过程中应注意其不良反应，如体位性低血压、眩晕、鼻塞等扩血管作用，应该选用高选择性的 α 受体阻滞剂降低不良反应发生率。

（3）5α 还原酶抑制剂：5α 还原酶抑制剂可通过阻断雄激素，减轻前列腺的水肿压力，减少前列腺腺管内的尿液反流以及缩小前列腺体积，使前列腺炎症局限化，对于合并前列腺增生的老年患者更有利，但要注意的是服用 5α 还原酶抑制剂有导致勃起功能障碍的风险。

（4）非甾体抗炎药：近年人们对自身免疫与Ⅲ型前列腺炎之间的关系关注较多，认为疼痛是通过损伤或者炎症组织产生的多种前列腺素、缓激肽和组胺等致痛物质对神经末梢的痛觉感受器产生作用，疼痛等炎症反过来使局部血管扩张，血管的通透性增加，内源性致痛物质增多，从而加重患者的疼痛。因此抗炎镇痛治疗以减弱中枢神经系统的传输疼痛信号以及中枢神经系统的敏感性，减轻全身和前列腺局部的症状以及降低自身免疫性。对前列腺局部有炎症的患者进行抗炎治疗是有益的。

（5）M 受体阻断剂：M 受体为胆碱能受体，能引起前列腺液的分泌和前列腺平滑肌的收缩。酒石酸托特罗定是非选择性 M 受体阻断剂，可以阻断神经递质和前列腺上 M 受体的结合，从而减少前列腺液的分泌，抑制尿道内括约肌痉挛，降低尿道内压，减少了尿液反流。同时，M 受体阻断剂与膀胱逼尿肌上的 M 受体结合，抑制了逼尿肌的收缩，松弛逼尿肌，降低不稳定膀胱发生率，从而改善患者尿频、尿急症状。

（6）抗抑郁药及抗焦虑药：对合并抑郁、焦虑的慢性前列腺炎患者，根据病情，在治疗前列腺炎的同时，可选择使用抗抑郁药及抗焦虑药。这些药物既可以明显改善患者情绪障碍症状，还可明显改善身体的不适与疼痛。临床应用时必须注意这些药物的处方规定和药物不良反应。可选择的抗抑郁药及抗焦虑药主要有三环类抗抑郁剂、选择性 5- 羟色胺再摄取抑制剂和苯二氮䓬类药物等。

（7）植物制剂：植物制剂在慢性前列腺炎中的治疗作用日益受到重视，为可选择性的治疗方法。植物制剂主要指花粉类制剂与植物提取物，其药理作用较为广泛，如非特异性抗炎、抗水肿、促进膀胱逼尿肌收缩与尿道平滑肌松弛等作用。常用的植物制剂有：普适泰片、槲皮素、沙巴棕及其浸膏等。由于品种较多，其用法用量需依据患者的具体病情而定，通常疗程以月为单位。不良反应较小。

（8）物理治疗

1）前列腺按摩：前列腺按摩是传统的治疗方法之一，前列腺手法按摩，一方面可以改善局部血液循环，促进炎症吸收；另一方面加快炎症产物引流排泄，这点尤其重要，往往患者一按摩完，疼痛马上减轻了许多。另外，研究显示适当的前列腺按摩可增加局部的药物浓度。由于前列腺手法按摩有一套操作方法，故需要在医生指导下进行或直接由医护人员操作。当然，前列腺按摩对于急性前列腺炎患者禁用。

2）热水坐浴：对于没有生育要求的患者来说，热水坐浴是一个最简单有效的疗法，将适合的中药放入热水盆中，每天 1 ～ 2 次坐浴10 ～ 30 分钟。另外，热水坐浴如配合前列腺手法按摩，效果更好。

3）生物反馈治疗：研究表明慢性前列腺炎患者存在盆底肌的协同失调或尿道外括约肌的紧张。生物反馈合并电刺激治疗可使盆底肌松弛，并使之趋于协调，同时松弛外括约肌，从而缓解慢性前列腺炎的会阴部不适及排尿症状。

4）热疗：热疗包括微波、超声波等，主要利用多种物理手段所产生的热效应，增加前列腺组织血液循环，加速新陈代谢，有利于消炎和消除组织水肿，缓解盆底肌肉痉挛等。短期内有一定的缓解症状作用，但长期效果不明确。对于未婚及未生育者要慎重使用。

172. 中医治疗慢性前列腺炎的优势在哪里

（1）西医治疗的缺陷：由于慢性前列腺炎病因及发病机制错综复杂，是"由多种病因组合、包括不同疾病进程"的一种综合征。其临床表现除上文提到的"四大类症状"外，2009 年美国克里弗兰医院Daniel Shoskes 医生又提出了"六大类症状"，包括 urinary（排尿症状）、psychosocial（社会心理的）、organ-specific（器官特异性的）、infection（感染）、neurologic/systemic（神经原性 / 全身性的）、tenderness of muscles（盆底肌触痛或痉挛）等，称为"UPOINT 临床分型诊疗系统"。所以西医对前列腺炎并不是"万金油"，单单用一种具有特定治疗机制的药物不可能适用于每个个体，对相当一部分慢性前列腺炎患者西医并没有理想的治疗效果。所以近年来西医也偏向于走个体化、综合治疗的道路。

（2）中医强调整体治疗、辨证施治（"一把钥匙开一把锁"）

1）中医对前列腺炎的认识：前列腺应定位在与任督二脉相通的精室，如女子之胞宫，并与胞宫同属奇恒之府。前列腺的生理特点"有藏有泄"。因为前列腺乃（部分）藏精之所，宜封藏固秘；前列腺也是排精之通道，宜按需排泄而道通途畅。前列腺的病理特点"既漏且堵"。因为前列腺液易受欲火的煽动而时有泄漏；前列腺常经邪火的煎灼而使败精瘀浊堵于内。因此慢性前列腺炎之所以称之谓"精浊"，其义自明也。

2）中医治疗前列腺炎的"拿手好戏"：中医认为本病的主要病机是虚实夹杂，虚证主要是肾虚、脾虚；实证主要是湿热瘀滞。所以治疗上强调扶正祛邪、通补兼施，不是一味地"祛邪"（西医所谓的"抗菌"），更重视人体"正气"（免疫状态）的强弱。中医重视得病的"人"，西医重视人的"病"。当然，中医治疗前列腺炎，除了整体治疗、辨证施治外，对前列腺局部病灶的治疗也是有很多"套路"。中医对慢性前列腺炎"从瘀论治"极为重视，因为前列腺属奇恒之府，"腑以通为用"。慢性前列腺炎，尤其是结节型、肿胀型前列腺炎，由于经久难愈，腺管瘀阻，腺体肿大，不通则痛。如单用清热解毒化湿之药物，无疑是"隔靴搔痒"，必须采用活血祛瘀、散结通络之品，方能使前列腺腺管通畅，通则不痛。所以中医治疗慢性前列腺炎既有原则性，更有灵活性，这是取效的关键所在。

值得注意的是，有不少人长期用了所谓专科中成药却不见效，这是什么原因呢？这是因为中医讲究辨证论治，即根据症状反应特点用药，要求"方证对应"，如同开锁一样，用不同的钥匙开不同的锁，根据不同病情用不同的药。因此，当患有慢性前列腺炎时，千万不要自己购买中成药，或听信不实广告服用"特效专病专方"用药，尽量找有经验的中医师诊脉处方用药。

173. 心理治疗

（1）树立信心、积极配合治疗：前列腺炎患者症状除了表现下尿路症状、骨盆区疼痛、性功能障碍等症状外，还常伴有心理精神障碍，如抑郁、焦虑等，尤其是病史较长、久治不愈患者。因此，医师通过对患者耐心的进行心理疏导，缓解其焦虑、抑郁等不良情绪，树立对生活的信心和战胜疾病的信心，保持稳定平和的心态，积极配合治疗，同时进行行为干预以及药物治疗，可取得较好疗效。

（2）主动调整心态：患者除了积极配合医生的治疗之外，还要主动进行自我调节，这样才有利于疾病的完全康复。但有些慢性前列腺炎患者往往有较强的依赖性和被动性，把一切努力全部留给了医生和药物，总是渴望有一种特效药物或特效方法出现使疾病自然痊愈，而不愿主动自觉地配合治疗。慢性前列腺炎患者由于疾病的久治不愈往往会出现人格方面的缺陷，表现为悲观失望，对治疗缺乏信心，认为所患疾病难以治愈，精神负担很重，因此很大程度上影响了疾病的治疗效果。所以，患者应当保持积极乐观向上的心态，改变消极的思维模式，尽量去看事物积极的一面，树立战胜疾病的勇气和信心，积极配合治疗。

（3）配合适度的运动：心态和思维方式对疾病的预后非常重要。前列腺炎患者要改变懈怠、懒惰、依赖的模式，做事要积极主动，积极参加有效的身体锻炼，热衷于公共事业和社会活动，努力承担起家庭和社会的责任，用行动改变现实。积极参与社会实践可以使患者对疾病的紧张焦虑情绪得到明显的分解与缓解，疾病的症状会因此明显减轻甚至消失，有时可能比任何药物治疗都更加有效。在进行行为模式自我心理调节中一定要掌握一个"度"的问题，尽量不要超过体能限度去过度活动。体力的衰竭必将导致免疫功能及其他功能状态的全面衰竭，对正常人尚且有害，对于前列腺炎患者就更不利了。同时对行为模式要有所选择，尽量避免一切可能对前列腺不利的行为方式。可以进行慢跑、做操、跳绳、打太极拳等锻炼，这些锻炼项目的强度可以自己控制，健身效果明显，同时使人精神饱满、情绪高涨，有利于疾病的康复。

第十讲

——— 前列腺增生——老年男人的必经之路 ———

> 【导读】前列腺增生症是中老年男性朋友的常见病、多发病。在中国农村甚至认为老年男性出现尿频、尿急、尿滴沥不尽、夜尿频繁、排尿无力是男性衰老的正常现象，所以就医率不高，直到出现尿不能自解才就医。因为这样的认识误区，本次讲座我们就专门来聊一聊前列腺增生症的话题。

话题一 谈谈前列腺增生症是如何发病的 <<<<

174. 什么是前列腺增生症

随着年龄的增长，我们开始意识到身体各项功能的衰退。从 50 岁开始，大约有一半男性会感觉到排尿已经"今非昔比"了，如尿频、尿急、排尿踌躇、排尿等待、排尿费力、夜尿增多、尿不尽感等。这些都有可能是由前列腺增生引起的。前列腺增生症全称是良性前列腺增生症（benign prostatic hyperplasia，BPH），俗称前列腺肥大，是引起中老年男性排尿障碍原因中最为常见的一种良性疾病。前列腺增生症的病变起源于后尿道黏膜下的中叶或侧叶的腺组织、结缔组织及平滑肌组织，形成混合性圆球状结节。以两侧叶和中叶增生为明显，突入膀胱或尿道内，压迫膀胱颈部或尿道，引起下尿路梗阻。

当然，如果没有排尿障碍，仅单凭体检 B 超显示前列腺增大，则不能称为良性前列腺增生症，也就无须治疗。另外，前列腺增生症要排除引起排尿障碍的其他少见疾病，比如前列腺癌、尿道狭窄、膀胱结石、包茎等。

175. 前列腺增生症发病率高吗

随着全球人口老年化，BPH 日渐增多。前列腺增生的发病率随年龄递增，但有增生病变时不一定有临床症状。城镇高于乡村发病（可能与城乡居民的文化背景，对生活质量要求高低不同有关），而且人种也影响增生程度：黑人患此病的危险和白人相近或略高于白人，黄种人患此病的比例为 16%，大大高于其他疾病的发病率。在我国，前列腺增生发病率逐年上升，据统计，50 ～ 60 岁的老年男性大约 50% 有前列腺增生（其中部分患者临床上没有症状但在病理检查中被证实），而 80 岁以上的老年男性中，前列腺增生的发病率高达 80% ～ 90%。

176. 前列腺增生症是如何引起的

前列腺是男性特有的附属性腺之一，是人体唯一活到老长到老的器官。它的正常发育有赖于男性激素即雄激素。青少年时期切除睾丸者，前列腺不发育。国内有学者调查了 26 名清朝太监老人，发现 21 人的前列腺已经完全不能触及或明显萎缩。因此，前列腺增生症的病因尽管很复杂，但有两点是比较明确的。一是年龄因素。随着年龄的增长，前列腺增生症发病率增加。为此，老年人如患有膀胱炎、膀胱结石或肾功能不全时，虽然未发现明显的排尿困难，也应加以注意。二是有功能的睾丸。睾丸的功能，除了产生精子外，最主要的就是产生雄激素，正是雄激素的刺激引起前列腺增生。现在我们用于治疗前列腺增生的药物保列治，也正是针对雄激素起作用的。

其他因素如：

（1）前列腺过度充血：过度的性生活、性冲动同样会引起前列腺增生，这是因为性生活过度会增加性器官充血，时间一久前列腺也会因持久淤血而增大。另外，男性平时过度的吃辛辣、酸等食物，嗜酒等不良嗜好也会诱发前列腺充血和增生。所以说男性要尽量少吃刺激性的食物，而酒精对前列腺有很大危害，前列腺增生患者许多有长期大量的饮酒史。

（2）长期忍尿：很多男性患者喜欢忍尿，由于经常的忍尿会导致尿道梗阻从而病变，如膀胱或尿道结石等，影响尿路畅通，致使膀胱经常处于尿液充盈状态，对前列腺造成不良刺激，诱发前列腺增生。

（3）炎症刺激：男性如果患有前列腺炎，再加上疾病治疗不彻底，就会导致前列腺充血、水肿，局部炎性物质聚集，从而刺激前列腺增生。另外，尿道、膀胱及生殖系统炎症一方面可以引起前列腺充血，另一方面也会刺激前列腺增生。所以说炎症刺激是导致男性患上前列腺增生的一大原因。而积极治疗前列腺炎及生殖系统炎症就可以很好地避免患上此病。

（4）环境条件：前列腺增生的原因还和我们的生活环境有关系，和我们的生活习惯也是密不可分的，身处不同的生活和工作以及学习的环境，比如寒冷、生活方式、饮食习惯、交通工具、文化氛围等因素不同，这些外界环境对前列腺的刺激也不同。

此外，近年来也注意到吸烟、肥胖家族、人种及地理环境对 BPH 发生也有一定的关系。

177. 如何正确看待前列腺增生症的"年轻化"趋势

（1）一般说来，前列腺的增生与增龄有着密切的关系，故西医诊断前列腺增生的标准是针对 50 岁以上的男性。但近年来，国内一些统计数据显示，50 岁之前发生前列腺增生有上升趋势，尤其是 45～49 岁年龄组更为明显，可能与饮食结构的改变和生态环境改变等因素有关。

（2）目前在临床上有些 20 多岁的患者常常前来咨询是否得了前列腺增生，我们认为前列腺增生症往往是男性最早在 40～45 岁以后才发生的一种因确实前列腺结缔组织增生引起的疾病。临床上 40 岁以下，一些患者仅凭影像学的文字（如 B 超报告出现前列腺增生）就觉得自己是前列腺增生症，似乎有些牵强，因为 B 超只是一个体积上的描述，体积增大超过正常，以"前列腺增大"或者"前列腺增生样改变"作为此类患者的前列腺描述似乎更为妥帖，他们的一些类似的梗阻和刺激症状，常可能由于前列腺炎性水肿或长期没有前列腺液排出造成的，所以前列腺增生这个诊断在年轻患者身上，一定要慎重。

178. 前列腺增生症与慢性前列腺炎有关吗

临床上，就诊患者常会误解，以为慢性前列腺炎久治不愈就会导致前列腺增生。其实，这倒未必。虽然，前列腺炎症刺激是前列腺增生的一个诱因，但两者之间并不存在必然的因果关系。因为从现代研究来看，慢性前列腺炎和前列腺增生是两种不同的疾病，两者的发病原因不同，发病年龄不同，前列腺病变部位不同（分别为移行带和中央带），B超所示前列腺的大小也不同。同时也没有观察到患慢性前列腺炎的患者以后患前列腺增生症的比例会增加。

前列腺增生一般发生在 50 岁以上男性，其发病机制与性激素分泌、前列腺细胞再唤醒、生活方式改变以及环境影响等多种因素有关。而慢性前列腺炎与睾丸的分泌功能及激素的代谢过程似乎无太大的关系。因此，并非慢性前列腺炎的患者就一定会有前列腺增生。倒是有一些老年男性前列腺增生患者同时可合并有前列腺炎；当然也有一部分患慢性前列腺炎的青壮年，直肠指检时发现前列腺比正常的略大，且腺体表面不光滑或有囊性感，这是因炎症充血水肿或腺体组织纤维化所致，不同于由腺细胞和平滑肌增生引起的前列腺增生所致的前列腺增大。

179. 前列腺增生症与精索静脉曲张有关吗

精索静脉曲张大多发生于左侧，青少年即可发病。分原发性和继发性。原发性者为精索静脉瓣膜病变导致静脉血液回流障碍甚至反流，卧位时精索静脉曲张状态可好转。继发性者为肿瘤或动脉压迫肾静脉引起注入它的精索静脉回流受阻，卧位时精索静脉曲张状态无好转。

以前的观点认为前列腺增生症与精索静脉曲张没有直接关系。近年来有研究报道认为，精索静脉曲张导致蔓状静脉丛内高浓度的游离睾酮反流到前列腺，可诱发前列腺增生。

180. 饮食习惯与前列腺增生症关系很大吗

首先，长期不良的饮食习惯如酒、烟、辛辣刺激的食物都可能使前列腺增生并加重症状。酒精饮品特别是烈酒，饮用后会使前列腺腺体充血而加重梗阻的症状，导致小便不畅，黄酒、葡萄酒等对前列腺也有一定的刺激作用；吸烟也会影响前列腺。研究发现，香烟中的烟碱、焦油、亚硝胺类、一氧化碳等有毒物质，不但可以直接毒害前列腺组织，而且还干扰支配血管的神经功能，影响前列腺的血液循环，加重前列腺充血；大葱、生蒜、辣椒、胡椒等刺激性辛辣食品对前列腺和尿道也具有刺激作用，食用后易引起前列腺血管扩张、水肿或导致前列腺的抵抗力降低，长期食用容易引起前列腺增生症的发生。

此外，浓咖啡、柑橘等酸性比较强的食物，白糖以及精制面粉长期食用也可引起前列腺增生症的发生。如果已经患有前列腺增生症的患者，生冷饮食可能会收缩刺激前列腺导管，加重症状。

话题二　前列腺增生症有哪些危害 <<<<

181. 前列腺增生症有哪些危害

有些患者忽视早期的症状，能忍则忍，等到病情发展到很重的程度到医院就诊，使健康受到严重危害，甚至造成不良后果。究竟前列腺增生会引起哪些危害呢？

（1）引起尿潴留和尿失禁：前列腺由于所处的部位特殊，位于膀胱颈的下方，尿道从膀胱出来，首先经过前列腺。形象地说，前列腺就像一个拳头，紧紧握住了膀胱颈部（图10-1）。所以，前列腺有病，排尿首先受影响。增生的前列腺使前列腺的体积逐渐增加，压迫尿道和膀胱颈，使膀胱排空尿液受阻。膀胱为克服颈部阻力而加强收缩，使膀胱壁的肌肉发生代偿性肥厚，呈小梁状突起。膀胱腔内压增高，膀胱黏膜可自肌束间薄弱处向外膨起，形成憩室。膀胱颈部梗阻继续加重，每次排尿时，膀胱都不能将尿液完全排空，排尿后膀胱内还残留一部分尿液，久之，可导致膀胱颈部充血水肿。随着时间的推移，膀胱肌肉疲劳，排尿更加无力，残余尿更随之增加，再进一步严重时，就会出现急性梗阻，完全失去自动排尿的能力，叫作"急性尿潴留"。尿潴留可发生在疾病的任何阶段，多由于气候变化、饮酒、劳累使前列腺突然充血、水肿所至。过多的残余尿可使膀胱失去收缩能力，滞留在膀胱内的尿液逐渐增加。当膀胱过度膨胀时，尿液会不自觉地从尿道口溢出，这种尿液失禁的现象称为充盈性尿失禁，这样的患者必须接受紧急治疗。

（2）导致肾脏损害甚至尿毒症：前列腺增生如进一步发展，尿道受到的压迫逐渐加重，膀胱排尿能力进一步下降，膀胱内残余尿液的逐渐增多，膀胱内的压力升高，使膀胱内尿液便逆流至输尿管和肾盂，引起两侧上尿路积水，肾盂内压增高，使肾实质缺血性萎缩，引起肾功能减退，严重时出现尿毒症。

（3）导致膀胱结石：在尿路通畅的情况下，膀胱里一般不会长出石头。即使有石头从输尿管掉到膀胱里，也能随尿液排出。

（4）诱发疝（小肠气）、痔等疾病：有的前列腺增生症患者会出现排尿困难症状，需要用力和憋气才能排尿。由于经常用力，肠子就会从腹部薄弱的地方突出来，形成疝（小肠气），有时患者还会出现痔、下肢静脉曲张。

（5）引起尿路感染：俗话说"流水不腐"，但前列腺增生症患者往往有不同程度的尿潴留情况，膀胱内的残余尿液就好像一潭死水，一旦细菌繁殖就会引起难以控制的感染。

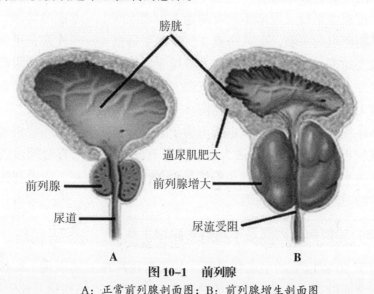

图 10-1　前列腺

A：正常前列腺剖面图；B：前列腺增生剖面图

182. 前列腺增生症会癌变吗

目前认为，前列腺增生症不会导致癌变。前列腺增生症诊断时最关键的是能否明确排除前列腺恶性肿瘤。血清前列腺特异性抗原、经直肠指检、前列腺 B 超、前列腺磁共振增强扫描、全身骨骼 ECT 和前列腺穿刺活检都是鉴别手段。但即便如此，有时仍难以鉴别，需要反复观察、定期复查。

话题三　前列腺增生症如何识别 <<<<

183. 有哪些症状要警惕前列腺增生症

前列腺增生的典型表现为两类症状，一类是因增生前列腺阻塞尿路产生的梗阻性症状，包括排尿无力、尿线变细、尿滴沥、尿潴留和血尿等。另一类是因梗阻膀胱无法正常排尿导致的膀胱刺激症状，包括尿频、尿急、夜尿增多及急迫性尿失禁。尿频是前列腺增生的早期信号，尤其夜尿次数增多更有临床意义。一般来说，夜尿次数的多少往往与前列腺增生的严重程度平行。原来不起夜的老人出现夜间 1 ～ 2 次的排尿，常常反映早期梗阻的来临，而从每夜 2 次发展至每夜 4 ～ 5 次甚至更多，说明了病变加重。尿潴留多见于前列腺增生较重的晚期患者，梗阻严重时可因受凉、饮酒、药物（如酚麻美敏）、憋尿时间过长或感染等原因导致尿液无法排出而发生急性尿潴留。

临床发现，许多老年人由于不善于表达和描述，或者不愿诉说，直至出现尿潴留下腹胀痛才认为自己排尿有问题。所以有时问诊较为困难，家属平时应善于观察老年男性是否存在尿频、夜尿，以及每次排尿所花费的时间是否有明显的延长。

184. 如何判断到底是不是前列腺增生症

对于 50 岁以上的中老年男性。如果发现存在上述表现，应该到医院进行全面检查。临床上本症的诊断主要靠病史、直肠指诊及超声检查。

膀胱镜检查在必要时施行。检查尿道外口，甚至有时试行导尿可以排除尿道的狭窄。

（1）症状评估：1995年国际泌尿外科学会推出了国际前列腺症状评分体系（I-PSS）（表10-1），力图将症状学量化便于比较和协助诊断，也可作为治疗后的评价标准。该体系通过6个问题回答确定分数，最高达35分，目前认为7分以下为轻度，7～18分中度，18分以上为重度，需外科处理。

表10-1 国际前列腺症状评分表（I-PSS）

在最近一个月内，您是否有以下症状	没有	在5次中少于1次	少于半数	大约半数	多于半数	几乎每次	症状评分
1. 是否经常有尿不尽感	0	1	2	3	4	5	
2. 两次排尿时间是否经常小于2小时	0	1	2	3	4	5	
3. 是否经常有间断性排尿	0	1	2	3	4	5	
4. 是否经常有憋尿困难	0	1	2	3	4	5	
5. 是否经常有尿线变细现象	0	1	2	3	4	5	
6. 是否经常需要用力及使劲才能开始排尿	0	1	2	3	4	5	
7. 从入睡到早起一般需要起来排尿几次	没有	1次	2次	3次	4次	5次或以上	
	0	1	2	3	4	5	

（2）直肠指诊：直肠指诊为简单而重要的诊断方法，在膀胱排空后进行。应注意前列腺的界限、大小、质地。前列腺增生时，腺体可在长度或宽度上增大，或两者均有增大，表面光滑，边缘清楚，质地为中等硬度而有弹性，中央沟变浅或消失。临床用不同方法描述前列腺增大的程度。Rous（1985）提出直肠指诊前列腺大小分度及估重法：①Ⅰ度，腺体大小达正常2倍，估重为20～25克；②Ⅱ度，腺体为正常的2～3倍，中央沟可能消失，估重为25～50克；③Ⅲ度，腺体为正常的3～4倍，指诊刚能触及前列腺底部，中央沟消失；④Ⅳ度，腺体超过正常的4倍，指诊不能触及前列腺底部，中央沟消失，估重为75克以上。但直肠指诊估计前列腺大小有一定误差。如中叶突向膀胱，直肠指诊时前列腺增

大则不明显。同时，直肠指诊如发现前列腺上有可疑硬结，应作针刺活检，以排除前列腺癌可能。同时应注意肛门括约肌收缩功能，以排除神经源性膀胱功能障碍。

（3）超声检查：用 B 超检查，观察前列腺的形态、结构及是否存在结节。常用的方法有经直肠及经腹超声检查。前者较准确但设备要求高，后者简单可普及。经直肠超声检查时还可以从排尿期声像图判断尿道的变形、移位，了解下尿路梗阻的动态变化，也可观察治疗后状态。经腹超声检查在国内应用较普遍，观察腺体内部结构不如经直肠超声检查。测出前列腺的前后、左右、上下三径线后，按简化公式测算：前列腺体积 $=0.52×$（三径线的乘积）。愈大的前列腺愈趋向于圆球体，测算的体积及重量愈准确，但由于外科包膜厚度不同，切除的腺体标本重量必小于超声所测重量。

（4）尿流动力学检查：尿流动力学检查可较完整地对排尿功能作出客观评价。其中，最大尿流率、平均尿流率、排尿时间及尿量意义较大。最大尿流率为重要的诊断指标。应注意尿量对最大尿流率结果的影响。检查过程中排尿量为 250 ~ 400 毫升者为本项检查的最佳尿量，150 ~ 200 毫升者为最小尿量。就多数 50 岁以上男性而言，最大尿流率 15 毫升 / 秒即属正常。测定尿流率时，同步进行膀胱测压有助于判断逼尿肌功能及其损害程度，以准确掌握手术时机。下尿路梗阻后，如逼尿肌持续有无抑制性收缩，将会进展为低顺应性和高顺应性膀胱，手术后尿流率虽恢复正常，但逼尿肌功能有时却难以恢复。前列腺增生患者因排尿不畅、充血和炎症等原因，测尿流率时难以保持尿量在 200 毫升以上。吴阶平等（1982）根据排尿时间与排尿量关系密切并与排尿阻力成正比，最大尿流率与排尿阻力成反比的规律，提出了相对排尿阻力的概念，即 RVR=T/MFR。RVR 为相对排尿阻力，T 为时间，MFR 为最大尿流率。RVR 随年龄趋于增加。年龄小于 49 岁者 RVR 为 1.6，大于 50 岁者 RVR ≤ 2.2 为正常范围，前列腺增生引起下尿路梗阻时，RVR 均在正常值以上。

（5）残余尿测定：由于膀胱逼尿肌可通过代偿以克服增加的尿道阻力，将膀胱内尿液排空，因此在前列腺增生早期无残余尿也不能完全排除下尿路梗阻的存在。一般认为残余尿量达50～60毫升即提示膀胱逼尿肌处于早期失代偿状态。排尿后导尿测定残余尿较准确。用经腹超声测定残余尿方法简便，患者毫无痛苦，且可重复进行。但残余尿量少时则测量不够准确。行静脉肾盂造影时，在膀胱充盈期及排尿后各摄片一张以观察残余尿的方法，因不能定量，实用价值不大。同位素浓度测定，即浓度定量，可根据不同浓度溶液容量的方法测定，为最准确的方法，但难以普及。

（6）泌尿系造影：前列腺增生时，膀胱底部可抬高、增宽，静脉尿路造影片上可见两侧输尿管口间距增大，输尿管下段呈钩形弯曲，如有肾和输尿管积水多为双侧性，但扩张程度也可能并不一致。膀胱区可见突出的充盈缺损，为前列腺突入所致。

（7）膀胱镜检查：正常人精阜至膀胱颈部的距离约2cm，颈部呈凹面，后唇平坦。前列腺增生时后尿道延长，颈部形态随各叶增生程度而改变，自凹面消失至腺叶凸出。膀胱颈部受压变为裂缝。膀胱底部下陷，输尿管口间距及与膀胱颈距离增宽。输尿管间嵴可肥厚，膀胱壁有小梁、小房或憩室形成。

（8）其他：磁共振成像对前列腺增生的诊断无特殊价值，但可协助鉴别早期前列腺癌。血清前列腺特异性抗原（PSA）、游离前列腺特异抗原（fPSA）检查排除前列腺恶性肿瘤的可能。

话题四　前列腺增生症如何治疗 <<<<

185. 前列腺增生症首选的治疗方法有哪些

得了前列腺增生症后，首选的治疗往往是广大患者最关心的，但由于疾病的性质决定了前列腺增生症的损害在于引起下尿路梗阻后所产生的病理生理改变。其病理个体差异性很大，而且也不都呈进行性发展。一部分病变至一定程度即不再发展，所以即便出现轻度梗阻症状也并非均需手术。前列腺增生症首选的治疗方法包括观察等待、药物治疗和外科治疗。每种治疗方案均有优势和风险，需要针对患者的具体情况，选择合理的治疗方案，使患者获益的同时，尽量避免并发症的发生。

（1）观察等待：很多前列腺增生患者是在体检中发现的，他们的症状并不明显，对患者的生活质量影响较小且无明显苦恼，I-PSS评分7分以下，而且在相当长的时间内没有明显变化。对于这些患者，考虑到药物和手术治疗可能带来的风险和经济负担，一般会采用"观察等待"的治疗方法，即暂时不给予任何治疗而仅仅观察其病情变化。此外，需改变生活嗜好，避免或减少咖啡因、酒精、辛辣摄入，因为这些物质具有利尿和刺激作用，可以引起尿量增多、尿频、尿急等症状；还需合理控制每天饮水量，比如夜间及在公共场所时限制饮水，但每天饮水不应少于1 500毫升；有排尿不尽的患者可以采用放松排尿、二次排尿和尿后挤压尿道等方法。在观察等待期间，医生会要求患者每年至少需要随访一次，随访内容包括症状变化情况（即I-PSS评分）、直肠指检、前列腺B超检查、尿液检查、尿流率的测定等，并通过与之前检查结果的比较，来判断前列腺的增生情况和是否需要接受积极治疗等。一旦观察等待的患者出现明显的临床症状，如尿频、尿急、夜尿、尿失禁、排尿疼痛等，或者出现严重的并发症，如血尿，应该去医院接受进一步的检查和治疗。

（2）药物治疗：对大多数轻至中度患者，建议药物治疗。选择药物治疗的目的就是要解除排尿的阻力。一般说来，排尿的阻力是由两个因素造成的，一是前列腺的体积增大压迫了尿道；二是前列腺包膜和腺体内的平滑肌纤维收缩力和张力过大，使尿液排出的阻力增大。所以，药物治疗就要针对这两个因素来解决。

1）α受体阻滞剂：是通过阻滞分布在前列腺和膀胱颈部平滑肌表面的肾上腺素能受体，松弛平滑肌，达到缓解膀胱出口动力性梗阻的作用，但治疗后前列腺的体积不会缩小。这类药物可迅速地改善排尿困难症状。有的人前列腺虽不是很大，但是症状却很严重，这是由上述第二种因素引起的，因此解除这些肌肉纤维的张力，使肌肉放松，就可以缓解症状。目前常用的有多沙唑嗪（可多华）、阿呋唑嗪（桑塔）、特拉唑嗪（高特灵）、萘哌地尔（司坦迪）和坦索罗辛（哈乐）。上述药物总的疗效相似，但由于对器官的作用范围（选择性）不同，副作用也不同。由于机体其他部位也有α受体，使用这些药物对全身血管内的平滑肌都有放松的可能，可出现直立性低血压、头晕、头痛、无力、困倦、鼻塞、逆行射精等症状。体位性低血压更容易发生在老年及高血压患者中。据统计65岁以上老年人体位性低血压者约占15%，其中75岁以上的老年人可高达30%～50%。老年人由于心血管系统逐渐硬化，大血管弹性纤维也会减少，交感神经增强，可使老年人收缩期血压升高。长期偏高的血压，不仅损害压力感受器（位于颈动脉处）的敏感度，还会影响血管和心室的顺应性。在血压突然下降的同时，缺血的危险性也大大增加。由于患BPH的人群以老年人居多，故治疗应从小剂量开始，逐步调定恰当的维持量。

2）5α还原酶抑制剂：前列腺增生与血清中的双氢睾酮激素有关，而双氢睾酮是由睾丸分泌的睾酮通过5α还原酶的作用而转变成的。5α还原酶抑制剂通过抑制体内睾酮向双氢睾酮的转变，进而降低前列腺内双氢睾酮的含量，达到缩小前列腺体积、改善排尿困难的治疗目的。目前在国内应用的5α还原酶抑制剂包括非那雄胺（保列治）、度他雄胺和依立雄胺（爱普列特）。此类药物起效慢，其缩小也需要相应的时日。据有关资料表明，采用保列治治疗6个月才会起效。长期使用后能够减少急性尿潴留及手术治疗副作用，但维持效果必须持续服药。值得注意的是，此类药物最常见的副作用包括勃起功能障碍、射精异常、性欲低下和其他如男性乳房女性化、乳腺痛等，所以对性生活有要求的中老年男性要注意这些因素。

3）M受体拮抗剂：通过阻断膀胱M受体，缓解膀胱逼尿肌过度收缩，降低膀胱敏感性，从而改善尿频、尿急等症状。此类药物包括托特罗定、索利那新。

4）磷酸二酯酶－5抑制剂（PDE5-I）：PDE5-I如西地那非、伐地那非、他达那非，原来是用来治疗勃起功能障碍的，现在发现这类药物有降低逼尿肌、前列腺和尿道平滑肌张力的作用，能减轻前列腺增生引起的下尿路症状，如尿频、尿急、尿失禁、排尿费力、尿不尽感等。

5）中医中药：中医文献中虽没有前列腺增生症这一名称，但对前列腺增生症很早就有认识。从症状、体征上看，前列腺增生症相当于中医学的"癃闭"范畴。"癃"指小便不利，点滴而出，起病较缓慢；"闭"

指小便闭塞,点滴不出,起病较急。所以自古就有治疗前列腺增生症（癃闭）的治疗药物，除了传统的草药煎药辨证论治外，还有诸如前列欣、前列倍喜、翁沥通、癃闭舒等中成药。

6）植物制剂：目前在欧洲流行用植物性药物制剂治疗前列腺增生症，安全可靠，可以长期服用。但其机制不太清楚，也缺少长期、大量的临床双盲对照的观察资料。此类药物对尿频、尿急等症状有一定的疗效，但最好用于前列腺增生体积不太大，症状也不太严重的患者。对症状严重的前列腺增生患者建议配合前列腺增生症的其他用药治疗，将会取得更佳的效果。临床常使用的有前列康、普适泰片、沙巴棕软胶囊等。

综上所述，进行药物治疗前对病情应有全面估计，对药物的副作用及长期用药的可能性等也应充分考虑。目前临床上针对前列腺增生症都主张联合用药，联合治疗（5α还原酶抑制剂＋α受体阻滞剂、植物制剂＋α受体阻滞剂、5α还原酶抑制剂＋中药）比单药治疗疗效更好。药物联合是治疗BPH的最有效方法，能更好地改善症状和尿流率，预防不良后果（急性尿潴留和手术），改变疾病的自然病程。尤其在治疗初始阶段能联合用药效果更好。此外，观察药物疗效应长期随访，定期行尿流动力学检查，以免延误手术时机。

（3）手术治疗：当然如果病情时间较长，影像学检查发现前列腺体积较大，抑或已经发生尿潴留等急性并发症等情况，手术治疗也是首先要考虑的。

186. 长期服用保列治会影响健康吗

非那雄胺（保列治）属于5α还原酶抑制剂，通过抑制体内睾酮向双氢睾酮的转变，达到缩小前列腺体积、改善排尿困难的治疗目的。一般来说，由于经过国际长期大样本的数据观察，发现保列治长期服用是基本安全的，但是有一些副作用需要注意：①由于本药品主要经过肝脏代谢，所以有肝功能异常的患者需要使用时调整剂量，在专业的医务人员的指导下使用较为合适。②由于本品是通过抑制睾酮向双氢睾酮转变的重要酶而产生作用，所以不可避免地会产生雄激素下降的各种症状，诸如性欲下降、性功能障碍、射精异常、男性乳房女性化及类男性更年期等一些不适。甚至如果家有孕妇，也要注意避免误用，以免影响男性胎儿性别特质。③长期服用3个月及以上的时间后，可使前列腺增生患者（包括疑似有前列腺癌）血清PSA浓度大约降低50%。在评价PSA数据且不排除伴有前列腺癌时，应考虑非那雄胺会使前列腺增生患者的血清PSA水平降低，以免影响判断，遗漏前列腺癌的诊断。

187. 什么情况下前列腺增生需要手术治疗

前列腺增生导致以下并发症时，建议采用外科治疗：①反复尿潴留（至少在一次拔管后不能排尿或两次尿潴留）；②反复血尿，5α还原酶抑制剂治疗无效；③反复泌尿系感染；④膀胱结石；⑤继发性上尿路积水（伴或不伴肾功能损害）。中、重度前列腺增生患者，下尿路症状已明显影响患者的生活质量者可选择手术治疗，尤其是药物治疗效果不佳或患者拒绝接受药物治疗时，可以考虑外科治疗。前列腺增生患者合并膀胱大憩室、腹股沟疝、严重的痔疮或脱肛，临床判断不解除下尿路梗阻难以达到治疗效果者，也应当考虑外科治疗。

188. 手术治疗前列腺增生症的方法有哪些

外科手术包括：

（1）开放性前列腺摘除术：现在已经越来越少采用，主要适用于前列腺体积较大的患者，合并膀胱结石或合并膀胱憩室可同期手术。

（2）腔内手术：经尿道电切、等离子切除、激光切除和经尿道球囊扩裂术。①经尿道前列腺电切术（TURP）在发达国家经过半个世纪的完善，已经成为标准的手术方法，经常被冠以"金标准"的美誉。好比是削土豆，一层一层通过气化电切的技术削除增生在膀胱颈部的前列腺腺体。②等离子切除和激光切除采用生理盐水为术中冲洗液，几乎不会出现因冲洗液吸收过多导致的血容量扩张及稀释性低钠血症（经尿道电切综合征），实现术中精准切割和准确止血，所以术后很少再出血和尿失禁。③经尿道前列腺（钬）激光剜除术（HoLEP）经尿道切开前列腺包膜，运用激光分离包膜和前列腺腺体，将前列腺整个剜除的手术。好比是剜出橘子瓤，是使用激光在"橘子皮"与"橘子瓤"之间的层次进行切割，最终将"橘子瓤"成大块状（一般分为 3 大块）切下来。因为过程类似于"将橘子瓤完整地剥下来"，所以也被称为是一种"剜除式"的手术。随着技术的发展，HoLEP 术在手术时间、手术效率、出血等并发症上都逐渐优于 TURP 术，尤其对于大体积（＞80 毫升）、高危前列腺增生症患者更为合适。④经尿道球囊扩裂术是近年来刚发展起来的手术方法，适用于高危患者，手术较快而方便。

（3）尿流改道（膀胱造瘘）。

189. 手术治疗前列腺增生症风险大吗

在过去开放手术为主导手术治疗前列腺增生症的年代，手术确实有一定的风险，包括围手术期的死亡率、较高的尿失禁发生率、较多的术后出血和较频繁的膀胱痉挛发生率。经尿道电切、等离子切除成为"金标准"后，手术的风险大大下降，患者术后的恢复更快，术后管理变得异常轻松起来。但它们较适合用于较小的前列腺，且全身情况不良、凝血功能异常的患者仍然有手术的相对禁忌和高风险。经尿道激光切除不受前列腺大小的限制，出血少，较为安全。经尿道球囊扩裂术手术较快而方便，手术风险小，适用于高危患者。

190. 选择手术治疗患者如何配合

（1）心理配合：临床经验表明，手术期患者的心理因素不能忽视，良好的心理因素，可激励患者的行为向更有利于康复的方向发展，并使患者主动参与术后治疗与康复的全过程，最终提高其生活质量。

（2）定期复查：有很小一部分前列腺增生的患者在手术后会复发，所以前列腺增生患者即使手术后，仍需每 3 ~ 6 个月到医院就诊一次。

话题五　中医治疗前列腺增生症有哪些特色 <<<<

191. 中医如何认识前列腺增生症

前列腺增生症依据其发病症状特征归属于中医学"癃闭"范畴，"癃闭"一病,最早见于《黄帝内经》。《素问·宣明五气》曰:"膀胱不利为癃,不约为遗溺。"《素问·标本病传论》又说:"膀胱病,小便闭。"中医学认为:癃闭以本虚标实为其基本病机特点,本虚以肾精亏虚为其发病基础;标实为湿热、痰浊、气滞、血瘀是基本的病理因素。因久病入络,腺体增生,气血运行不畅,故标实又以血瘀为主。外邪侵袭、饮食不节、劳累过度、情志内伤是常见的发病条件。在治疗上扶正祛邪为主,标本同治。

192. 中医治疗前列腺增生症有何特色

治疗上辨证论治,中药口服是目前临床治疗前列腺增生症的主流,中医通过望闻问切,依据患者临床的舌脉等观察,可分为中气下陷型、肾阴亏虚型、肾阳虚损型、气滞血瘀型、湿热下注型等证型,依证用药。当然临症中亦有朱丹溪"提壶揭盖"使用催吐法宣肺治疗癃闭(前列腺增生症),张景岳"通后窍以利前阴",通过实大便以利小便治疗癃闭等,高人妙笔,颇具特色。

中成药物也是目前临床中医治疗前列腺增生症中使用较多的一种方法,由于其既具有辨证论治,相对西药毒副作用较少,又便于携带,相对中药汤剂服用方便的特点,为大众所接受,常用的有前列欣胶囊、前列倍喜、癃闭舒、翁沥通、泽桂癃爽片等。

中医外治也是中医治疗前列腺增生症的一个特色,常用的方法有中药塌渍法、熏蒸法、中药灌肠、中药栓剂、中药(盐炒)熨烫治疗等,均被报道有较好的临床效果;中医针灸,以关元、神阙、石门、水道、膀胱俞、肾俞、三阴交等穴位为主的针刺或艾灸治疗癃闭亦可取得药物治疗不能达到的效果。

话题六　前列腺增生症有哪些自我保健方法 <<<<

193. 前列腺增生症要慎用哪些药

(1)慎用感冒药:由于感冒通常的症状多由过敏引起,因此常用的感冒药物多具有马来酸氯苯那敏、苯海拉明等药物,这类药物往往具有一定的抗胆碱作用，可以使内脏平滑肌松弛，具体到前列腺增生患者，会使膀胱逼尿肌的肌张力显著下降，造成逼尿肌收缩无力，导致排尿困难加重，并可能会引起急性尿潴留。所以，前列腺增生如排尿困难者应慎用酚麻美敏、氨咖黄敏胶囊、氯芬黄敏、维C银翘片、感冒灵等含有抗过敏药物的感冒药，可选用复方氨酚葡锌片、氨酚伪麻美芬片等不含马来酸氯苯那敏等抗过敏药物的感冒药；或直接选用中药汤剂治疗。前列腺增生如排尿困难不明显或不严重者，虽可服用含马来酸氯苯那敏的抗感冒药，但用量不宜过大；出现排尿困难时，应立即停药。

（2）慎用其他药物：其他具有抗胆碱作用药物，如阿托品、复方颠茄片、氢溴酸山莨菪碱（654-2）、贝那替秦、氯丙嗪（冬眠灵）、奋乃静等，也有可能引起或者加重前列腺增生患者的尿路梗阻症状；另外，中药麻黄或含有麻黄素的制剂（酚麻美敏）可加重排尿困难；近年来又发现钙阻滞剂和异搏定，能促进泌乳素分泌，并可减弱逼尿肌的收缩力，加重排尿困难。

194. 前列腺增生症常见的自我保健方法

得了前列腺增生症，除了常规的药物治疗外，生活中的一些自我保健也值得重视。

（1）防止受寒：秋冬季节天气寒冷，因此应该注意防寒保暖。预防感冒和上呼吸道感染的发生；不要久坐在凉石头上，因为寒冷可以使交感神经兴奋增强，导致尿道内压增加而引起逆流。

（2）保持适度和正确的性生活：①不纵欲也不要禁欲。频繁的性生活会使前列腺长期处于充血状态，以至于引起或加重前列腺增大。因此患有前列腺增生症患者注意节制性生活，避免前列腺反复充血，给予前列腺充分恢复和修整的时间；同时也可定期尝试，让前列腺腺体保持分泌功能，不过早被结缔组织替代，让前列腺液及时排泄以免淤积加重增生。②力戒不科学的性行为。有些人为防止受孕而采用性交中断、体外射精，借助春药、酒后性交，为延长性快感而忍精不射等性行为，这些都可以使前列腺持续充血、加重充血程度。

（3）保持会阴部清洁：男性的阴囊伸缩性大，分泌汗液较多，加之阴部通风差，容易藏污纳垢，局部细菌常会乘虚而入。这样就会导致前列腺增生继发前列腺炎、加重增生梗阻症状。若不及时注意还会发生感染危险。因此，坚持清洗会阴部是前列腺增生保健的一个重要环节。

（4）饮食宜忌：近年来我国良性前列腺增生发病率越来越高，重要原因之一是人们生活水平提高，动物蛋白摄入量明显增加。因此提倡少吃"红肉"（如猪肉、羊肉、牛肉），多吃新鲜水果蔬菜、粗粮、种子类食物（如南瓜子、葵花子、冬瓜仁、松子、开心果、腰果、核桃等）以及海产品（如牡蛎、海带、紫菜等），有助于前列腺增生的预防和康复。另外，最好戒酒，尽量少吸烟，少吃辣椒等刺激性食物。大量实验结果证实，乙醇、烟草及辛辣食物的刺激可以加重前列腺增生症的相关症状。

（5）适量运动：男人到中老年后，会因为工作、应酬等多种原因，而缺少运动。久坐几乎成了这个年龄段的通病，而久坐会直接压迫前列腺，导致前列腺充血，从而加重前列腺负担，诱发前列腺增生。研究证明，避免久坐、加强体育锻炼可增强体质、提高机体抵抗力和免疫力，对前列腺增生的预防和保健有着非常重要的作用。对前列腺最有效的运动是跑步，尤其是慢跑或快速步行，跑步的时候，前列腺及周围器官的血液会变得活跃，人体腹腔内的脏器对前列腺造成规律性的冲击，起到按摩前列腺的作用。

（6）按摩保健：可以在临睡以前做自我按摩，以达到保健的目的。操作如下：取仰卧位，左脚伸直，左手放在神阙穴（肚脐）上，用中指、示指（食指）、环指（无名指）三指旋转，同时再用右手三指放在会阴穴部旋转按摩，一共100次，完毕换手做同样动作。肚脐的周围有气海、关元、中极各穴，中医认为是丹田之所，这种按摩有利于膀胱功能的恢复。小便后稍加按摩可以促使膀胱排空，减少残余尿量。会阴穴为生死穴，可以通任督二脉，按摩使得会阴处血液循环加快，起到消炎、止痛和消肿的作用。

（7）保持心情舒畅：前列腺增生症虽然是一种器质性疾病，但也常常伴随着一系列心理症状，如焦虑、抑郁等，严重影响老年人的生活质量。因此，保持良好的心理状态至关重要，一方面可提高机体免疫功能，另一方面可有助于缓解症状。

第十一讲

前列腺癌，可怕吗

> 【导读】前列腺癌是老年男性最常见的恶性肿瘤之一，有资料显示，我国前列腺潜伏癌的发生率，在 70 岁以上人群中高达 25%。前列腺癌相对于肝癌、肺癌来说，发展缓慢、愈后良好，是一种比较温和的癌症，八九十岁高龄的前列腺癌，可以不做手术，似乎是一种慢性病，它不一定比其他慢性病更可怕。但前列腺癌早期常无症状，这又是它的可怕之处，尤其可怕的是，有些前列腺癌发生转移的时间可以很早，甚至早于局部症状，很多患者得了骨转移才知道是前列腺癌。前列腺癌到底可不可怕，本次讲座我们就专门来聊一聊前列腺癌的话题。

话题一　初识前列腺癌 <<<<

195. 从巴菲特的公开信初识前列腺癌

2012 年 81 岁的亿万富翁沃伦·巴菲特（Warren Buffett）起初做血液筛查检测出前列腺癌标记物——前列腺特异抗原远远高于正常值，也就是 PSA 过高，据此被确诊为前列腺癌。

几天之后巴菲特致股东公开信全文如下：

"波克夏哈瑟维股东：

本信是告知各位，我已被诊断罹患前列腺癌。好消息是医生告知我的病情远不危及生命，甚至不会显著影响身体功能。上周三我接受了诊断，周四做了 CAT 扫描和骨扫描，本周三做了核磁共振。这些检查均未显示身体其余部分患癌。医生和我本人决定，从7月中旬开始进行为期两个月的每日放疗。在此期间我的出行将受到限制，但日常工作不会发生变化。

我感觉良好——仿佛处于正常的良好健康状态中，我的精力十分充沛。我发现自己患癌，是因为前列腺特异性抗原（PSA）水平近来大超正常水平，活检似乎得到确认。要是病情发生变化，我将立刻通知各位股东。当然，最终那一天将到来，但我相信离那一天还很远。"

从巴菲特的公开信中我们可以看出他的病是如何被诊断、确诊、治疗和疾病的预后，我们也将通过上述几点来介绍这个逐渐危及中老年患者的疾病。

196. 什么是前列腺癌？发病率高吗

前列腺癌是指发生在前列腺的上皮性恶性肿瘤。2004年世界卫生组织关于《泌尿系统及男性生殖器官肿瘤病理学和遗传学》中前列腺癌病理类型，包括腺癌（腺泡腺癌）、导管腺癌、尿路上皮癌、鳞状细胞癌、腺鳞癌。其中前列腺腺癌占95%以上，因此，通常我们所说的前列腺癌就是指前列腺腺癌。前列腺癌严重影响老年男性的寿命及生存质量。根据美国2013年统计，前列腺癌新发病例占所有男性新发肿瘤患者的28%，高居榜首；占所有男性肿瘤死因的10%，仅次于肺/气管癌。2012年欧盟数据显示前列腺癌新发病例占所有男性新发肿瘤的22.8%；占所有因肿瘤死亡者的9.5%。

不要以为上面的数据调查的都是欧美人，跟我们中国人没什么关系，但事实上，我国前列腺癌的发病率正逐渐升高。虽然在我国，由于人种特点，前列腺癌发病率及病死率远低于欧美，数据显示1998～2008年我国前列腺癌发病率为2.98/10万～7.69/10万，病死率为0.7/10万～4.9/10万。发病率与病死率较以往明显升高，特别在上海地区，发病率已接近欧洲部分国家20世纪90年代水平。随着人均寿命的延长与生活方式的西化，我国前列腺癌在男性泌尿、生殖系统恶性肿瘤中发病率逐渐攀升，前列腺癌正在悄悄地影响着我国50岁以上男性的生活质量和预期寿命，成为男性健康的心腹大患。

话题二 对前列腺癌如何做到 "知己知彼，百战不殆" <<<<

197. "知己"——能感觉到前列腺癌的早期症状吗

想要战胜敌人，最重要的是早发现。由于前列腺位置隐蔽，癌变部位多发生于后叶周围带，早期不会压迫尿道而引起排尿困难等表现，所以发病早期和中期往往无任何症状，很难引起患者的警惕；即使有所不适，如排尿困难等，也常常被误认为是年老的表现，或前列腺增生所致，进而延误早期诊断和治疗。所以前列腺癌早期常无症状，这也是它的可怕之处。随着肿瘤的发展，中晚期前列腺癌引起的症状可概括为两大类。

（1）压迫症状：逐渐增大的前列腺腺体压迫尿道可引起进行性排尿困难，表现为尿线细、射程短、尿流缓慢、尿流中断、尿后滴沥、排尿不尽、排尿费力等。此外，还有尿频、尿急、夜尿增多，甚至尿失禁。肿瘤压迫直肠可引起大便困难或肠梗阻，也可压迫输精管引起射精困难，压迫神经引起会阴部疼痛，并可向坐骨神经放射。

（2）转移症状：前列腺癌可侵及膀胱、精囊、血管神经束，引起血尿、血精、阳痿。盆腔淋巴结转移可引起双下肢水肿。前列腺癌常易发生骨转移，引起骨痛或病理性骨折、截瘫。前列腺癌也可侵及骨髓引起贫血或全血象减少。

198. "知彼"——前列腺癌的病因与危害

（1）病因：前列腺癌的病因至今尚未完全明确。美国 1985 年报告癌基因是最重要的因素，基因改变越多，患前列腺癌的危险越大。另外，人经阉割后前列腺可以萎缩，青春期切除睾丸的人不会发生前列腺癌，前列腺癌时使用雄激素会加速肿瘤发展，而使用雌激素会减慢肿瘤生长，青春期性激素过多、青春期性活动频繁者易患前列腺癌，这些发现说明前列腺癌的发生与性激素代谢水平有关。但独身者或未婚者中调查得到相反的结论，前列腺癌危险性与婚姻状况、性活动无关。雄激素的作用可能在于刺激前列腺上皮的发育与维持，因而有足够的细胞存在，使恶变具有发生的物质基础。引起前列腺癌的危险因素一般分为内源性因素和外源性因素。

1）内源性因素：①年龄。年纪越大，患前列腺癌的概率就越高。前列腺癌在小于45岁的男性中非常少见，但随着年龄的增大，前列腺癌的发病率急剧升高，绝大多数前列腺癌患者的年龄大于65岁。基本上，在40岁以后年龄每增加10岁，前列腺癌的发病率就几乎加倍，40～50岁男性患前列腺癌的危险性为10%，65岁时约20%，75岁时可达40%，而80～89岁男性患前列腺癌的危险性陡增至70%。②遗传。血亲中有前列腺癌的人，得前列腺癌的概率就比一般人高，如果家族中无患前列腺癌者的相对危险度为1，则遗传型前列腺癌家族成员患前列腺癌的相对危险度为5。约有9%的前列腺癌患者有家族病史。③雄激素。绝大部分的前列腺癌细胞表面有雄激素的接收器，如果没有雄激素的刺激，癌细胞就会萎缩退化。可以这样说，雄激素分泌越多的人，罹患前列腺癌的概率也就越高。可见，中老年男性性生活过度、过量使用壮阳药物是导致罹患前列腺癌的诱因；前列腺癌患者，如果不节制性生活，或不恰当地使用壮阳强精药物，极易加速癌症的恶化。

2）外源性因素：外源性因素可能影响从潜伏型前列腺癌到临床型前列腺癌的进程。①感染：长期、慢性的细菌或病毒的感染，会大大增加患前列腺癌的概率。②饮食：从32个国家的研究结果发现，脂肪类食品的消费和前列腺癌的发生显著相关。脂肪可能直接调控正常或者前列腺癌细胞，或者通过提高细胞对促癌刺激因子的敏感性，影响性激素的平衡而成为前列腺癌的促发因子；如果你日常饮食中，摄入了大量含有饱和性脂肪酸的东西，那就要小心了。饱和性脂肪酸是前列腺癌的诱发剂。而平时饮食中富含蔬菜和水果的人患病概率较低，番茄红素、绿茶、维生素E、硒等的摄入可能与前列腺癌存在负相关性。③环境：与镉接触的男性工人，其前列腺癌的发病率高，将镉注射到实验鼠前列腺内，可以诱发前列腺癌，说明镉对前列腺癌发病有影响。此外，前列腺癌的发病与种族、地区、宗教信仰可能有关。

（2）危害：最近研究证明，在以后3年内，前列腺癌将取代肺癌，成为威胁男人生命的第一杀手。经报道，由于人口逐渐老龄化，在过去的25年里，英国的前列腺癌患者增加了1倍。如今，前列腺癌每年夺去 9500 名英国男性的生命，每 20 个男性中就有 1 名前列腺癌患者，而每年新增患者超过 2.2 万名。由于已经有更多的男性显现出前列腺癌迹象，因此在下个 10 年里，这个数字可能会增加 1 ~ 2 倍。前列腺癌不同于其他癌症，有 70% 的前列腺癌是属于潜伏性的，并无大碍；但是另外 30% 的前列腺癌却是致命的。根据定期的直肠指检、PSA 影像检查，可初步判断其恶性度。

目前，前列腺癌的发病率在迅速升高，但仍然没有一种好办法精确测定这种疾病的严重程度。医生无法知道哪些病例是良性的，不必处理，哪些病例是恶性的，需要马上接受治疗，以防病情恶化。

前列腺癌已经使很多人失去了宝贵的生命，所以请大家一定要提高对前列腺癌的危害性的重视，警惕它的袭击。

199."发现恶魔"——前列腺癌的诊断

（1）前列腺癌的筛查：筛查是指运用快速、简便的检验、检查或其他措施，在健康的人群中，发现那些表面健康，但可疑有病或有缺陷的人。由于前列腺癌早期并无症状，即使有不适，也不足以引起患者的重视，因此给早期诊断带来了困难。一旦临床上出现了明显症状，往往已属病变的晚期，预后不良。可见，前列腺癌的早期筛查显得十分重要。特别是对前列腺炎、前列腺增生的患者，反复发作不愈，应注意病情变化，以防癌变。目前的筛查主要是：直肠指诊联合 PSA 来进行。由于 50 岁以下男性很少罹患前列腺癌（所占比例不到所有患者的 0.1%），所以筛查主要针对 50 岁以上有下尿路症状（如尿频、尿急、尿等待、间断性排尿、尿线变细、尿后滴沥、尿不尽等）的男性；当然，对于有前列腺癌家族史的男性人群，应该从 45 岁开始筛查。目前前列腺癌随机筛查年龄的上限是 74 岁，但若预期寿命超过 10 年，仍然可进行筛查。

1）直肠指检：大多数前列腺癌起源于前列腺的外周带，直肠指诊可发现前列腺癌的硬结区，认真仔细的直肠指检对前列腺癌的早期诊断和分期都有重要意义。直肠指检在前列腺癌的早期诊断中极为重要，其准确率可达 50% ~ 70%。很多学者主张在前列腺癌高发地区，对中年以上男性定期进行直肠指检，将使很多患者得到早期诊断及根治的机会。

考虑到直肠指检可能影响 PSA 值，应在抽血检查 PSA 后进行直肠指检。手指伸进肛门，感受前列腺的大小、质地，有无结节等，做一次直肠指检相当于一次前列腺按摩，会使前列腺产生的 PSA 升高。

2）前列腺特异性抗原检查：PSA 是前列腺癌的一个特异性血清指标，正常人一般≤ 4 纳克 / 毫升。如果高于这个指标，就会引起医生的注意。一项研究发现，在经血清前列腺特异性抗原测定并且最终被确认为患有前列腺癌的 473 例患者中，有 40% 的患者是经直肠指诊检查没有被发现的。目前，由于血清前列腺特异性抗原测定在临床上的普遍应用，使前列腺癌患者的确诊时间平均提早了 5 ~ 8 年，这就为挽救患者的生命提供了更多的时间和机会。PSA 筛查多主张 2 年进行一次，也有专家建议：对于 PSA ≤ 2.0 纳克 / 毫升的人群，可每 2 年检查一次，对于 PSA ≥ 2.0 纳克 / 毫升的人群，可每年复查一次。巴菲特被确诊前列腺癌之前，也是做了 PSA 检查发现的异常。

另外，通过经直肠超声检查，也是前列腺癌早期诊断的一种重要手段。当前列腺内出现结节，但结节体积较小，或者结节生在腺体的内部时，通过直肠指检往往摸不到。但通过经直肠超声检查却可以发现这种异常结节，从而使前列腺癌被及早发现。而且，经直肠超声检查，医生还可以判断肿瘤体积的大小，以及肿瘤有没有侵犯前列腺的包膜，这对于前列腺癌的治疗也很有帮助。

（2）前列腺癌的确诊

1）动态增强核磁共振成像（dynamic contrast-enhanced magnetic resonance imagine，DCE-MRI）：这种技术诊断前列腺癌的敏感度、特异度、阳性和阴性预测值分别可达到 76.5%、89.5%、84.5% 和 83.7%，但这些结果会受到病例选择及病理标本获得方法等因素的影响；同时 MRI 检查耗时、检查费用昂贵等缺点限制该技术不能成为人群筛查的主要手段。

2）前列腺系统性穿刺活检：经直肠 B 超等引导下的前列腺系统穿刺活检是诊断前列腺癌最可靠的检查。前列腺穿刺指征：① PSA 4 ~ 10 纳克 / 毫升，f/t PSA 异常或 PSAD 异常；② PSA > 10 纳克 / 毫升，任何 f/tPSA 和 PSAD 值；③ PSA 4 ~ 10 纳克 / 毫升，f/t PSA 和 PSAD 正常,B超发现低回声结节或（和）MRI发现异常信号；④ DRE 发现结节，任何 PSA 值。

我们时常会与患者讲"隔皮摸瓜"的例子，拿到一个西瓜，我们想判断西瓜熟不熟，我们会看瓜的音色，最主要的是，叩瓜皮通过声音来判断；同样的，我们想诊断一个疾病如前列腺癌，就必须要通过各种检查手段去判断。不同的人经验不一样，经验多的人只要稍叩一下就可知道瓜熟不熟，而经验少的人判断起来就困难一些，同样的，诊断前列腺癌时，有的检查方法准确性更高，有的检查方法参考价值就很有限，如核磁共振就相对好一些，B超相对就差一些。但是，要想真正知道瓜熟不熟，只有切开瓜皮，尝尝瓜的味道才可以，对前列腺癌以及其他很多疾病的诊断也是一样，我们必须取到前列腺组织，在显微镜下进行切片检查进行判断才是最准确、最可靠的方法。所以，前列腺系统性穿刺活检，毫无疑问是诊断前列腺癌最可靠的检查。

在此需要提醒的是，前列腺癌和前列腺增生的患者，在早期都会出现尿频及夜尿增多、排尿困难、尿流变细、尿程延长、排尿痛以及尿潴留、排尿时疼痛或有烧灼感，背部的下部、大腿的上部或骨盆处连续疼痛等症状。因此，老年男性一旦出现泌尿系统不适，应立刻到医院进行相关检查确诊疾病，千万不要自行按照前列腺增生服药治疗。一些老人讳疾忌医，出现排尿不畅等症状后羞于到医院就诊，给前列腺癌的早期发现和前列腺增生的正规治疗造成困难，这种情况应予以避免。

200. 前列腺癌如何分期

前列腺癌分期的目的是指导选择治疗方法和评价预后。通过直肠指检、PSA、穿刺活检阳性针数和部位、骨扫描、CT、MRI 以及淋巴结切除来明确分期。迄今，有 4 种不同的分期系统在临床上应用。我国应用最广泛的是 TNM 分期系统，其中，T 代表原发瘤，N 代表淋巴结转移，M 代表远处转移。T_1 为偶发癌，T_2 是局限在前列腺包膜内的癌，$T_3 \sim T_4$ 是已浸润周围邻近脏器的癌。近年来，考虑到前列腺癌越处于早期，其治愈机会越大。因此，对 T 的分期又做了更详细的补充，进一步分为 a、b、c 亚期（特别是早期）。

201."与病魔斗争"——前列腺癌的治疗

当你不幸被诊断为前列腺癌后，你要做的是如何与"病魔"斗争，从巴菲特的公开信中看出他选择的是放疗，那前列腺癌治疗现在有什么手段呢？

（1）主动监测策略：即等待观察治疗，就是指主动监测前列腺癌的过程，在出现肿瘤进展或临床症状明显时给予治疗。该方法的理论基础是前列腺癌的发病率与年龄呈正相关，但因前列腺癌具有惰性生长的特性，故其发病率远高于病死率。由于前列腺特异性抗原（PSA）检查的开展，许多早期的前列腺癌被查出。很多学者认为对这类患者行根治性手术等积极治疗无明显意义，而且带来诸多并发症。目前对比积极治疗与等待观察治疗的研究还在继续，我们期望得到更多的循证医学证据来指导临床决策，但对于多数预期寿命在 10 年以内，一般情况良好的低危前列腺癌患者,等待观察治疗是一个有避免过度治疗价值的选择策略。

（2）前列腺癌的保守治疗

1）内分泌治疗：前列腺癌具有明显的激素依赖性，当雄激素水平下降时即可使成人前列腺上皮萎缩，也可使前列腺癌细胞有同样变化。正是基于这点产生了内分泌疗法，其核心为激素治疗。所有降低血液中雄激素水平的治疗方法均被称为激素治疗。因为前列腺癌的发生发展与雄激素密切相关,所以阻断或降低雄激素的治疗可以显著缩小肿瘤体积,降低肿瘤生长速度和转移的发生,但它不能治愈前列腺癌。对于早期前列腺癌,很少需要应用激素治疗。但在一些特殊病例,如高龄,患者不接受根治手术治疗或有其他严重疾病等情况,需采取保守治疗,可以考虑激素治疗。目前可选择的激素治疗主要包括外科去势手术和药物治疗：外科手术主要指双侧睾丸切除术。药物治疗有 LHRH 类似物，起到药物去势作用；雄激素受体阻滞剂，阻断雄激素发挥作用，从而终止雄激素的生物作用；还有雌激素的应用，它可以降低雄激素的水平，相对其他药物治疗,雌激素要便宜得多,但有可能引起严重的心血管不良反应。

由于前列腺癌症状隐匿性强，故发现时多已进入中晚期，抑制雄激素的内分泌疗法就成为中晚期前列腺癌治疗的基础。通常是行双侧睾丸切除术或服用雌激素及抗雄激素药物。临床资料已经证实了这种疗法的显著疗效。在一些典型病历中，睾丸切除术或抗雄激素治疗的近期效果是相当突出的。有些因疼痛呻吟不止，长期辗转病榻的患者可于睾丸切除术后不久就能起床、疼痛消失、食欲增加，以后体力逐渐加强，甚至可恢复工作。增大而坚硬的前列腺癌可逐渐变小变软。骨髓和软组织的转移癌也会消退，血 PSA、PAP 可下降至正常。

但并非所有的前列腺癌对内分泌治疗都有效，一些患者对内分泌治疗效果不明显，有些虽近期内疗效较好，但几个月或 1～2 年后症状可恶化。因此，内分泌疗法为一种姑息性疗法，它可以用于前列腺癌的各个时期，虽然这种疗法可以使患者病情得到控制和缓解，但研究表明此疗法并不能使患者的生存率有所改观。

2）化学治疗：抗肿瘤药物治疗前列腺癌，是近几年才受到重视的，这主要是因为前列腺癌中 20%～30% 不依赖雄激素，故有非特异性治疗的必要性。化疗主要适合以下患者：①晚期转移性前列腺癌，经内分泌治疗或放射治疗失败后，可采用化疗。②化疗作为前列腺癌治疗方案的一个组成部分，在应用手术或放疗去除局部病灶后，通过化疗消灭潜在的、目前尚无法探测的小病灶。研究表明，转移性前列腺癌用内分泌治疗后病情仍进行性加重者，使用化疗药物后，无论客观指标还是主观症状都可明显改善。单纯化疗虽不能治愈原发病灶，但可延长患者术后生存期，有效率为 20%～40%。

化疗作为一种治疗手段，虽对于前列腺癌的治疗没有内分泌疗法及放疗效果好，但作为辅助性治疗往往可以起到内分泌治疗及放疗无法替代的作用。尤其适用于一些前列腺癌患者的肿瘤细胞发生变异、对于激素治疗不再敏感的患者，另外，晚期前列腺癌患者也可以考虑化疗。化疗的常见副作用包括恶心、呕吐、厌食、白细胞减少、脱发等。

3）放射治疗：放射治疗分为外放射治疗和近距离照射治疗。外放射治疗主要包括常规放疗、三维适形放疗（3D-CRT）和调强适形放疗（IMRT），后两者是目前前列腺癌放射治疗的最主流技术，已经广泛用于临床。3D-CRT 能提高肿瘤局部控制率和无病生存率，IMRT 是3D-CRT 的新扩展，应用螺旋 CT 薄层扫描，建立数字重建图，很好地降低了对直肠及膀胱的副作用。原则上局限早期前列腺癌患者外放射首选 3D-CRT 和 IMRT，对于局限晚期前列腺癌患者可采用放射治疗联合内分泌治疗。近距离照射治疗是将放射源密封后放入人体的天然腔内或被治疗的组织内进行照射。治疗方案分为单纯近距离照射、联合外放疗和联合内分泌治疗三种，根据前列腺癌危险等级去选择不同的治疗方案。放疗适用于各期前列腺癌患者，疗效肯定、创伤小，尤其适合于不能耐受根治术的高龄患者。

4）同位素治疗：这种方法主要是针对前列腺癌容易并发的骨转移的治疗。应用放射性同位素，可以杀灭骨转移部位的癌细胞，同时对骨痛也有一定疗效。

5）中医中药治疗：①中医辨证治疗。根据前列腺癌的发病年龄多在 50 岁以上，以及前列腺的特殊部位，中医认为，前列腺癌的发生主要是正气不足，湿热邪毒侵袭，日积月累，引起机体阴阳失调、气血运行不畅，而致血瘀、痰浊、邪毒等相互交结。前列腺癌的发病还与雄激素分泌有密切关系，从中医角度分析，往往是阴阳失调的表现，因此在临床治疗过程中，采用平调阴阳为基本准则，使患者阴阳平衡、气血调和，这也是基本治疗的基础。而后根据不同的疾病进程和分期，有针对性地治疗。如前列腺癌早期邪毒蕴积，治以清热解毒为主；中期痰瘀互结，治以化痰软坚，祛瘀散结；晚期正气消残，气血阴阳皆虚，治以补益气血，滋阴和阳。在手术去势治疗后，患者往往会有烘热、汗出、贫血、性格情绪的变化等，这时候联合中药治疗，可以较好地缓解患者的症状；晚期骨转移患者，除肾虚外当考虑有阴寒之气凝结，在采用补肾壮骨的中药治疗基础上辅以散寒通滞法，在改善晚期前列腺癌患者生活质量、特别是缓解骨转移痛方面取得了显著的疗效。对于接受放疗和化疗的患者，也可通过中药治疗增加放化疗的敏感性、减轻毒副作用的发生。总之，在前列腺癌的不同阶段，可以采用中医药辨证治疗辅助西医治疗，一方面增强患者的免疫功能，另一方面延缓疾病进程、缓解各种临床症状，最终提高生活质量和生存率。值得一提的是，中医药治疗费用相对低廉，并且长期服用未发现明显毒副反应。相比较目前的晚期前列腺癌二线激素治疗和放化疗的昂贵花费及毒性反应，更突现了中医药治疗的优势。②中草药活性成分研究。随着对前列腺癌治疗的研究深入，中草药所具有的重要生物学特性被广泛关注，越来越多的中草药活性成分被提取，如板蓝根的提取物靛玉红、穿心莲中的穿心莲内酯以及复方中药 PC-SPES 等。其中 PC-SPES 是美国前列腺癌患者替代治疗药物的主要代表之一，它是由 7 种中草药（甘草、黄芩、大青叶、灵芝、三七、菊花、冬凌草）和 1 种原产于墨西哥的植物沙巴棕制成的高浓度混合制剂。这些中药制剂主要是通过抑制肿瘤细胞增殖和促进凋亡来实现治疗目的。目前的研究已经显示出中医药治疗前列腺癌的巨大潜力，因此，如何筛选有效的中药成分及有效组方是今后中药治疗前列腺癌领域的热点课题，同时如何将中药治疗前列腺癌的分子机制与传统的中医基础理论完美结合，对前列腺癌的治疗具有重大意义。

（3）前列腺癌手术治疗：根治性前列腺切除术是第一种用于治疗前列腺癌的方法，也是治愈局限性前列腺癌最有效的方法之一，已开展100 年以上。通过手术治疗，可以达到根治。目前，对于低危局限性前列腺癌，仍首选根治性前列腺切除术。

1）什么样的患者适合做根治性前列腺切除术：根治术当然是适用于可能治愈的前列腺癌。需要对肿瘤的临床分期，患者的预期寿命和总体健康状况进行综合考虑，然后决定是否进行手术。其实，对于什么年龄以下才能做手术没有硬性的要求，但是，70 岁以上的患者，随着年龄增长，手术并发症和病死率会相应增加。

从预期寿命来说，预期寿命大于等于 10 年者可选择根治术。因为前列腺癌自然病程本来就很长，发展相对比较慢，如果本身患者就存活不了几年，贸然进行手术，不仅没法改善寿命，反而因为手术的打击而减少了寿命，得不偿失。且考虑到目前前列腺癌患者多为高龄男性，手术并发症的发生率与身体状况密切相关。只有身体状况良好，没有严重心肺疾病的患者才适合根治术。

2）什么时间适合做手术：一旦确诊前列腺癌并且符合上述前列腺癌根治术的适应证，就可以做手术。此前，有报道认为，接受经直肠穿刺活检诊断为前列腺癌的患者需等待 6 ~ 8 周再进行手术，可以降低手术难度；而接受经尿道前列腺切除术者需等待 12 周。而最新的研究证实，进行经直肠穿刺活检术的患者,等待2周即可手术,并不会影响手术难度。另外,术前停服阿司匹林、华法林、硫酸氢氯吡格雷等药物至少1周。

3)术前需要做哪些检查:当您接到医院的通知,住院准备手术后,需要再进行一系列的检查。①任何手术都需要的常规检查:血常规、血生化、凝血分析、粪便常规、尿常规、感染四项、胸片、心电图。②前列腺癌相关检查:核磁共振(大部分患者在前列腺穿刺之前已做过,可不必再做)、骨扫描(排除骨转移,因为有骨转移的患者不能进行手术治疗)。③其他辅助检查:前列腺癌患者多为老龄男性,心肺功能相对欠佳,可酌情进行超声心动图和肺功能检查。

4)术前需要进行的准备:①完成上述相关检查。②手术大夫与患者或家属交待手术的必要性,可能的风险和并发症,术后的情况,并与患者或家属签署手术知情同意书。③术前一天晚上对会阴部位进行备皮、禁食水,术前进行青霉素皮试,术前穿抗血栓弹力袜对高龄男性可起到预防静脉血栓的作用。④若患者长期口服降压药、抗精神病药等其他药物,手术当天早上一口水服下药物(口服降糖药除外)。⑤最后,您只需要保持放松,其他的就交给手术医生来完成。

综上所述,前列腺癌的每一种治疗方法都有其优势和局限性,因此,治疗前列腺癌患者必须因人而异,特别是对于中晚期前列腺癌应强调多种方法的综合治疗。而值得关注的是,保持良好的心态以及战胜疾病的信心是很重要的,切莫让消极的情绪影响战胜病魔的信念。随着临床和科研研究的不断深入、诊疗技术的不断完善以及更多新药的不断发现,我们相信前列腺癌患者会得到更好的治疗。

话题三 对前列腺癌如何做到"防患于未然" <<<<

202. 前列腺癌可以预防吗

前列腺癌的具体发病原因不明,可能与遗传等内外因素有关,如环境因素,是否处在受物理、化学污染的环境,还有饮食习惯的影响,如红肉、乳制品、油煎食物、吸烟等都有可能增加患前列腺癌的风险。针对上述危险因素进行预防，可以降低前列腺癌的发生，或者早期发现前列腺癌，以便得到彻底的治疗。

203. 前列腺癌有哪些预防措施

根据目前的研究结果，前列腺癌的预防重点主要有：

（1）劳逸结合，适当进行有氧锻炼。适当的体育锻炼可增强身体的免疫力和抗病能力。经常锻炼腹部、大腿及臀部可使前列腺得到按摩，改善血液循环和淋巴循环，有利于增强内部抵抗力并减少前列腺癌的发病率。

（2）定期有节制的性生活，可减少患前列腺癌的风险。

（3）有家族病史的人要多留意前列腺癌威胁，平常要定期接受身体健康检查，尤其是前列腺特异抗原的检查。

（4）改善周围环境，避免或尽量少接触各种致癌物；改变不良生活习惯，如戒烟等。

（5）要避免对前列腺进行压迫，不要长时间久坐不动，要适当休息并及时变换体位，避免前列腺的局部充血的现象。平时要多饮水，多排尿，排尿有冲洗尿道的作用，可帮助前列腺排出过多的分泌物，可预防前列腺感染。

（6）改善饮食习惯

1）少摄入红肉、乳制品、高动物脂肪、油煎食物等。

2）多摄入以下食物：①豆制品，大豆及豆制品因富含植物雌激素，对抗雄激素的影响，抑制前列腺癌的生长。②西红柿，西红柿所含的番茄红素是抗氧化剂，可阻止血栓生成，从而减少前列腺癌的发生。③坚果类，坚果类如核桃、葵花子等富含维生素 E，是预防前列腺癌的有效食物。④猕猴桃，富含氨基酸及维生素等多种营养物质，其中所含谷胱甘肽，有对抗癌细胞突变的作用。⑤鱼类、芝麻、木耳，这些食物中富含硒元素，众所周知，硒元素有对抗肿瘤的作用。⑥洋葱、苹果、绿茶，这几类食物中富含黄酮类化合物，有弱雌激素作用，也可抗氧化、减少血栓生成，抑制前列腺癌细胞的作用。⑦南瓜子，富含脂肪酸，可改善前列腺的功能。

第十二讲

大丈夫也有"更年期之惑"

【导读】我们讲养生，首先是讲四时养生，就是如何顺从一年四季大自然阴阳的变化来调节自身阴阳的平衡。其实，人的一生也如一年四季，春夏秋冬。那么今天讲的男性更年期就是处于一年中的"秋季"，男性也有更年期吗？该如何度过人生中的这个"多事之秋"，本次讲座就来聊一聊。

话题一 男性更年期综合征的由来 <<<<

204. 女性更年期的概念大家都比较熟悉了，男性也有更年期吗

孔子说过：丈夫三十而立，四十而不惑，五十而知天命。说明人到五十，事业基本已成定局。如从人的生理上讲，也是如此，男人从50岁开始，精力就开始走下坡路了。这是怎么回事呢？首先介绍一个病案。

李某，男，48岁，近半年来，性生活没兴趣，爱人怀疑其不忠，他比较烦恼。其实他爱人后来发现，丈夫不但对自己不感兴趣，而且对做其他事情，包括社交、锻炼身体等均不感兴趣，常常心不在焉，遇事健忘，而且情绪容易失控，要么郁郁不乐，要么烦躁易怒。李某本人也觉得，近来体力明显下降，干事情经常力不从心，容易冒汗，入睡困难。

那么，这个病例就是一个典型的更年期综合征。"更年期"的"更"字就是变更的意思，说明男人将从中年慢慢步入老年，其实质是代表男性将从生殖旺盛期过渡到后生殖期。这个过渡期对有些男人来讲可能是一个"多事之秋"。

205. 后生殖期的到来，是否意味着男人正式进入衰老期

顾名思义，后生殖期主要表现为男性性功能减退和精子质量下降。当然其他器官功能也处于相应的衰退过程中。所以，这个时候我们就应认同孔子所讲的"天命"了。也就是说，从此以后，应该放下包袱，减轻负担，该休息就要休息。否则，如反其道而行之，身体将不堪重负，病就随之而来。

206. 为什么男性更年期的概念以往不受重视呢

相对于女性更年期来讲，对男性更年期综合征的研究，确实没有引起足够的重视。直到 20 世纪 60 年代才有人提出这个问题。这有两个方面的原因：①男性更年期的出现不如女性那样明显，出现的年龄也比女性晚 10 年左右（一般发生于 45 ~ 55 岁，也有提前到 35 岁的，或者推迟到 65 岁的）。有研究发现，男性从中年开始睾酮（性激素）水平每年平均下降 1%，大约 40% 的中老年男性可能会出现不同程度的更年期症状，所以，大多数男性更年期是在不知不觉中度过的。②男子有病习惯于忍，不愿意向别人透露，这样使得更年期的男子，即使出现症状也往往得不到反映。所以，有人总结了四句话："男儿有泪不轻弹，男人有病不去看，男人有话不肯说，男人的寿命比女人短。"的确是这样。

207. 讨论男性更年期的意义何在

我们前面提到，男性更年期一直以来就不受重视，很多男性根本就没有心理准备，更不要说治疗了。由于男性更年期会出现一系列的内分泌功能紊乱，降低人体对环境的适应能力，使得男人对各种外界刺激比较敏感。因此，一旦情绪失控或感情变迁，容易诱发家庭或社会危机。近年来，随着人口老龄化进程的加快，男性更年期综合征成为目前影响中国中老年男性健康的"第 4 位疾病"，必须引起重视。我们认为，尽早接受男性更年期综合征的存在非常重要。

话题二　如何认识男性更年期综合征 <<<<

208. 如何通过一些检验手段，察觉有没有进入男性更年期

前面提到，男性更年期综合征主要是由于体内雄激素（睾酮）水平下降引起的一系列生理和心理的变化，临床上主要监测血清睾酮水平是否下降就可以知道。但是对有些人，他们的睾酮水平是正常的，可是临床症状非常明显，已经达到了男性更年期综合征的评分标准，这部分人也可以诊断为男性更年期综合征，所以男性更年期综合征又叫"中老年男子雄激素部分缺乏综合征（PADAM）"。目前，这个名字又改为"迟发型性腺功能减退症（LOH）"。

209. 男性更年期综合征的症状有哪些呢？是否有简单的判断方法

这要从雄激素的生理作用讲起。雄激素对性功能的影响不必说了，除此之外，雄激素可以使骨头更坚硬，使肌肉更强大；睾酮对中枢神经系统有影响，包括精神状态、思想活动、心境状态、自信程度均有影响；雄激素如果降低了可能会引起肥胖、代谢综合征和糖尿病。下面我们看看有哪些具体表现。

（1）对房事的兴趣是否下降。

（2）是否经常无精打采。

（3）体力和耐力是否下降。

（4）是否感觉自己变矮了。

（5）是否感觉生活缺少乐趣。

（6）是否经常莫名地忧虑或生气。

（7）是否勃起困难。

（8）是否近期体育活动减少。

（9）饭后是否爱打瞌睡。

（10）工作是否力不从心。

判断方法：如同时有第 1 项和第 7 项问题，或有其他任何 3 个问题，即可初步判定为男性更年期综合征。

话题三 男性更年期综合征如何治疗与预防 <<<<

210. 在治疗男性更年期综合征方面有什么建议？中医治疗有何特色

目前，对本病最认可的疗法是睾酮补充治疗（雄激素替代疗法）。但是由于睾酮对肝脏、对前列腺增生及前列腺癌等可能有一定程度的影响，所以从长远来看，这种疗法还是需要慎重对待的。目前也有用一些非"说明书"适应证的药物，如选择性雌激素受体调节剂、芳香化酶抑制剂，但均应在医师的指导下服用。

其实，中医讲的"肾"所主宰的功能与西医"睾酮"的功能有惊人的相似之处。中医认为，肾藏精，主骨生髓，就是主宰骨头和脑髓的生长；还有肾主生殖，就是主管生殖系统。所以，中医治疗这个病，关键在于补肾、补肾精。当然，还要兼顾疏肝、理脾、养心等，最终达到气血流通，阴阳平衡。

211. 男性更年期无法避免，是否有预防手段

（1）养肾气：首先讲一讲中医独特的养生理念。节目开头提到四时养生。具体来说，春夏秋冬，分别养生、养长、养收、养藏。因为我们处于天地之间，随着天地之间气候的变化，产生的能量的流动趋势是，春生、夏长、秋收、冬藏。这从植物的生长就可以看出。其实，一天之内，自然界能量的流动趋势也是这个规律。那么，针对男性更年期综合征，我们该怎么养？前面讲了，这个病主要是肾虚引起的，所以，关键在于养肾！就是养冬天的"藏气"。《黄帝内经》讲肾为"封藏之本"，肾气与冬天之气相通，所以要充分利用和模拟冬天的环境来养肾气。具体方法就是：①学会心平气和，心态冷静，所谓心静自能凉。心静的人，新陈代谢相对慢些，精力消耗也少些，寿命自然就长。②晚上要早睡，晚上是合成代谢的时候，是生精的时机，晚上早点睡，从中医的角度讲也是补肾。③意守丹田、常揉涌泉穴。能做到这些，五脏六腑的精气自然就能回归到肾，就能很好地达到预防男性更年期综合征的目的。

（2）注意避免生活中的一些危险因素

1）疾病：如睾丸下降不全、睾丸扭转、睾丸炎、精索静脉曲张及过度肥胖等均可导致性激素水平低下。

2）药物：如滥用壮阳药、补药（商业广告误导），会导致内分泌紊乱；抗生素（磺胺类等）、抗肿瘤药等有生精毒性；镇静药、降压药可降低性欲，甚至导致勃起功能障碍；激素类药，如泼尼松、性激素、雌激素等会干扰内分泌功能。

3）不良生活方式与行为：国外报道，每天吸烟10支以上可使本病的发生年龄明显提前；经常过量饮酒，可使70%男性精子活力降低或发育不全，及性欲减退；洗桑拿过度（睾丸最佳温度比正常体温低1~1.5℃），导致生精障碍；生活无度、久坐、穿紧身裤，也会影响生精功能；膳食不合理，一方面营养过剩（高热量、高脂肪、高糖、高尿酸、高盐），一方面营养不足（缺钙、缺锌、缺微量元素、缺纤维素）。

4）环境因素的影响：正如作者西奥·科尔伯恩在《我们被偷走的未来》中所描述的，环境雌激素（杀虫剂、除草剂、塑料包装、水产养殖饲料等）时时刻刻都在干扰着我们体内正常的内分泌功能。

5）精神心理因素：生活工作负担过重、精神心理压力过大，导致性腺功能低下。

第十三讲

男性性传播疾病重在预防

【导读】同样是性传播疾病，说到艾滋病，大家肯定会"谈虎色变"；说到阴虱，会觉得"无关大碍"，性病到底怎么回事？如果得了梅毒，会终生难治，如果感染淋病，一针即效，性病到底预防重要，还是治疗重要？本次讲座就来聊一聊这话题。

话题一　什么是性传播疾病 <<<<

212. 男性有哪几种性传播疾病

性传播疾病就是以性接触为主要传播途径所感染的一组传染病，简称为性病。传统所称的性病，即经典性病，仅包含梅毒、淋病、软下疳、性病性淋巴肉芽肿和腹股沟肉芽肿等5种，俗称"花柳病"。

20世纪70年代以后，由于性病的病种明显增多，性病已不止局限于上述经典性病，世界卫生组织决定以性传播疾病代替性病一词（sexually transmitted diseases,STD）。这样就把性病的病种范围扩大了，包括各种通过性接触、类似性行为及间接接触传播的疾病。除上述几种经典性病外，还包括由衣原体、支原体、病毒、寄生虫、真菌和原虫等感染的疾病。如非淋菌性尿道炎、生殖器疱疹、尖锐湿疣、阴道滴虫病、疥疮、乙型肝炎以及所谓的"超级癌症"艾滋病等至少20种致病微生物感染所致的疾病。有些疾病，如疥疮、股癣、阴虱、乙型肝炎等虽已划入性传播疾病，但它们有一部分并非性接触传播的。因此，不能与其他性传播疾病同等对待。

《性病防治管理办法》规定，我国目前重点防治的性病共 8 种。即梅毒、淋病、艾滋病、软下疳、性病性淋巴肉芽肿、非淋菌性尿道炎、尖锐湿疣和生殖器疱疹。其中前 3 种属于《中华人民共和国传染病防治法》规定管理的乙类传染病，其他 5 种为卫生部规定需作监测和疫情报告的病种。

213. 性传播疾病为什么强调男女同治

性传播疾病均由各种病源体引起。这些病源体存在于患者的体内及某些分泌物中。性交是性传播疾病的主要传染途径，当健康人与患者性交时，病原体可以通过生殖器皮肤黏膜的轻度擦伤侵入人体，如淋病、梅毒，或者是通过性交时身体的密切接触而传染，如疥疮、传染性软疣、阴虱等。

控制传染源、切断传播途径、保护易感人群，是预防性病的首要措施。性病，顾名思义，大部分都是通过性接触传播的。对于有性接触的男女双方，无论是规律还是不规律，尤其是一方检查出性传播疾病后，一定要告知对方去医院检查。这些病原体可引起泌尿生殖器官发生病变，还可侵犯全身各重要组织和器官，导致不育症、生殖器畸形或缺损、毁容及特征性后遗症等，严重者可引起心血管及神经系统疾病，危及生命安全。切莫以为涉及个人隐私，觉得见不得人而欺瞒对方，并非所有性传播疾病都有不洁性生活史，也有可能接触不干净浴池、毛巾等住宿场所也会获得，因此，双方沟通也是必要的，但拖的时间越久危害越大。有的早期性传播疾病并无临床症状，一旦男女一方有高危性生活，一定要定期体检筛查。一旦发现一方有异常，立即做好隔离措施，避免同房，做好衣物消毒措施，即便是另一方查无异常，也要复查一次，直到两人同时拿到阴性报告单才可考虑同房。否则，一方转阴，另一方又传染给自己，就前功尽弃了，反之亦然。

话题二 认识几种常见的性传播疾病 <<<<

214."淋病"和"非淋菌性尿道炎"是怎么回事

尿道炎是致病菌侵入尿道引起的感染，可造成尿频、尿急、尿痛等临床症状。尿道炎可分为淋菌性尿道炎和非淋菌性尿道炎。淋菌性尿道炎就是淋病，是由淋球菌感染引起的。除外淋球菌感染的尿道炎就是非淋菌性尿道炎，目前已逐渐取代淋病而成为最常见的一种尿道炎。非淋菌性尿道炎的病原体是沙眼衣原体(CT)和解脲支原体(UU)、大肠杆菌、白色念珠菌、阴道毛滴虫等。

非淋菌性尿道炎的临床症状是以慢性尿道炎的形式表现出来，症状比淋病轻，起病不如淋病急，在传染后 1～3 周或更久发病，症状拖延，时轻时重，尿道时有刺痒感或灼热感，偶有刺痛感，尿道口有分泌物，但较淋病的分泌物稀薄，为清稀状水样黏液性，分泌物量也较淋病少。而淋病多在传染后 1～3 天内急性发作，一开始症状即是自尿道口流出大量黄色脓性分泌物，甚至脓血性分泌物，以急性尿道炎的形式表现出来，尿频、尿急、尿痛较为明显。

一旦发现有上述症状，或者有高危性接触史就要到医院检查，确诊后就要按照临床治疗指南用药，这两者的致病菌不同，用药也不同，切莫以为自己买点药就可以了。非淋菌性尿道炎的治疗是以红霉素类、四环素类和喹诺酮类药物为主，而淋病的治疗以头孢菌素类、大观霉素等药物为主。至于选择什么药就交给医生来做。

215. 支原体、衣原体是什么？需要治疗吗

衣原体和支原体都是微生物。衣原体比细菌小，支原体又比衣原体小，但都比病毒大。它们主要是引起人体的泌尿生殖系统感染，也会引起其他疾病。这两种病原体在人体内可以同时存在，也可以单独存在。目前在临床上还是把衣原体、支原体归为一类来讲的。引起非淋菌性尿道炎的病原体有很多，支原体、衣原体只是其中比较常见的类型。

解脲支原体和生殖道沙眼衣原体是非淋菌性泌尿生殖道感染的主

要病原体，在男性患者中主要传播途径为性接触传播、间接传播和自体传播，可导致男性尿道炎（尿道分泌物、瘙痒、疼痛等症状），前列腺炎、附睾炎、继发不育症（导致精子活力下降，精子畸形，胎儿流产或畸形），症状迁延、反复发作、久治不愈，常规抗生素治疗效果差。

目前对于无症状性的解脲支原体和生殖道沙眼衣原体感染的治疗仍有争议，有些专家认为支原体、衣原体可以寄生人体不需要治疗。根据2014年中国疾病预防控制中心性病控制中心《生殖道沙眼衣原体感染诊疗指南》，一旦符合实验室检查中任何一项就可以确诊感染，即便是无症状性的，而且治疗目的中要求杀灭衣原体，阻断进一步传播，因此，需要治疗是很明确的。对于哪些人群建议常规筛查呢？①具有非淋菌性尿道炎典型症状者。②附睾炎、精囊炎、前列腺炎疾病相关症状者，如附睾疼痛、肿大、硬块，会阴部不适，射精疼痛、血精，排尿不适等症状。③近期有生育需求者。由于这些需要医生问诊以及体格检查，所以交给医生处理就行。

衣原体和支原体治疗参照报告单药敏试验，选择敏感的抗生素，大部分人都可以根治。在治疗过程中注意饮食禁忌，大量的烟酒、辛辣等饮食刺激导致炎症复发或缠绵难愈。因此在治疗过程中应不饮酒，少吃或不吃辛辣刺激食物；多吃蔬菜水果，多喝水，勤排尿。

216. 尖锐湿疣如何与珍珠样丘疹和传染性软疣相区别

（1）尖锐湿疣：是由人乳头瘤病毒（HPV）感染所致一种常见的性传播疾病。主要通过性接触传播。好发肛门、生殖器等皮肤黏膜潮湿部位（图13-1）。我们从字面意义不难看出，病变特点为乳头瘤状突起物，疣体典型的表现为：菜花样、分叶状的突起或赘生物，呈红色、污灰色或灰白色，表面粗糙。一般不痛不痒，常在短期内明显长大、增多。此病有高危性接触史，或配偶感染传播，一般潜伏期为2周至8个月，平均为3个月。

（2）阴茎珍珠样丘疹：类似于透明米粒样小丘疹，单个直径1～3毫米，可呈几个针尖大的细珠状，亦可呈丝状或尖锐毛状，皮疹互不融合，沿龟头后缘冠状沟排列分布，可部分或全部环绕龟头，无自觉症状（图

13-2）。阴茎珍珠样丘疹属于一种良性病症，有的人持续一定时间后可消退，有的人可持续数十年无变化。因本病无传染性，而且不碍健康，故不需要特殊处理。

（3）传染性软疣：是一种由软疣病毒感染引起，典型皮损中心可呈微凹或脐窝状，颜色可为肤色、淡黄色，表面有蜡样光泽，挤破表皮可见奶酪样物质（图 13-3）。传染性软疣主要通过接触传染。潜伏期为14 ~ 50 天不等，托幼机构宿舍、游泳场馆是较常见的传染场合；另外可自身接种，患此病数周至数月后，疣体可由一个发展到数个、数十个甚至上百个。传染性软疣一般无自觉症状，但也有患儿诉瘙痒，有剧烈搔抓时，可引起局部皮肤感染，出现类似于疖肿的红肿热痛表现。挑挤疗法是治疗传染性软疣最便捷的方法。

简单地归纳就是：尖锐湿疣和传染性软疣都有接触史，尖锐湿疣有高危性接触史；尖锐湿疣为乳头瘤状突起物，珍珠样丘疹类似于透明米粒样小丘疹，传染性软疣可见脐样窝，表面有蜡样光泽；尖锐湿疣需要

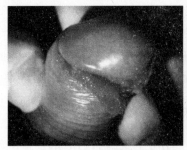

图 13-1　尖锐湿疣

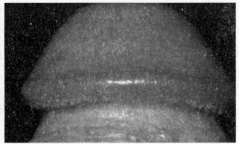

图 13-2　阴茎珍珠样丘疹

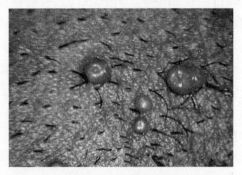

图 13-3　传染性软疣

临床治疗去除疣体，珍珠样丘疹无传染性，无须特殊处理，传染性软疣需临床治疗。

217. 尖锐湿疣有根治办法吗

很多患者会抱怨尖锐湿疣治疗后会经常复发，为什么会这样呢？HPV（人乳头瘤病毒）主要侵犯皮肤表皮，可能会深达表皮基底层，但表皮细胞一般 28 天就会脱落一次，只要抑制病毒不再继续感染，疣体会随表皮细胞逐渐脱落。祛除尖锐湿疣的疣体还是比较容易的，但复发概率比较高。原因是手术或物理治疗只能祛除我们能看到的尖锐湿疣，但疣体周围可能还有很多肉眼看不到的小疣体，甚至还有潜藏的 HPV 感染，这个是无法彻底清除的，所以尖锐湿疣很容易复发。还需要通过一些清除潜在感染细胞和激发局部免疫反应的方法来治疗尖锐湿疣。

生殖器疣治疗的主要目标是去除生殖器疣，改善现存症状。通过治疗，大多数患者疣体消失，未治疗者的生殖器疣可自然消退、保持未改变、增大或增多。治疗可能降低 HPV 传染性，但不一定能根除 HPV。因此，临床上对于根治也是一道难题。

目前常用的外用药物治疗、手术治疗和激光、冷冻、光动力等多种物理方法，复发率很高，风险很大。手术伤口愈合慢，可以引起肛门狭窄；激光、微波治疗伤口易感染，复发率高；光动力治疗虽然效果好但是费用高。因此在治疗时一定要选择最适合患者自身的方法，去除疣体降低复发率，才是治疗的目的。另外，机体免疫力低下也是引起复发的一大因素，外用干扰素或疣体基底注射干扰素能调节患者机体免疫功能，提高患者自身抗 HPV 感染的能力，联合其他外治法能有效降低复发率；同时通过提高自身免疫力也是必不可少的，如适当运动、饮食起居规律、保持舒畅的情志等都是有利的。

218. 尖锐湿疣会癌变吗

根据《2015 年美国疾病控制中心性传播疾病的诊断和治疗指南》所示，目前发现有超过 100 多型 HPV（人乳头瘤病毒）存在，超过 40 个型别可感染生殖器区域。大多数 HPV 感染为无症状感染，未被识别，或为亚临床感染,其中无症状感染最常见。致癌性或高危型HPV类型(如HPV16和HPV18)感染是宫颈癌的病因,而持续的致癌性HPV感染是癌前期和癌期发展的最强高危因素。这些HPV类型也与男女性生殖器肿瘤(如阴茎肿瘤、阴道肿瘤)及肛门肿瘤、口咽部肿瘤等相关。国内对于HPV感染引起的组织癌变也大有报道。因此,对于患尖锐湿疣或检查出HPV感染者,应当筛选病毒型号,目前临床已经常规开展病毒分型检测,对于潜在的高危型病毒感染,应当严格按照指南治疗。

219. 生殖器疱疹经常复发怎么办

生殖器疱疹是感染单纯疱疹病毒HSV-Ⅱ引起,主要存在于女性宫颈、阴道、外阴皮肤及男性的阴茎、尿道等处,是引起生殖器发炎和疱疹的罪魁祸首。主要通过性接触传染。潜伏期2～10天,早期为外阴如男性龟头、包皮、阴茎,出现簇集性水疱,伴灼热或刺痛感,瘙痒不是很明显。通常4～5天会自行消退,然后复发,症状反反复复。

为什么容易复发呢?单纯疱疹感染人体1～3周后体内产生中和抗体及补体结合抗体,残存的病毒可能向周围神经沿神经轴转入三叉神经节(Ⅰ型疱疹病毒)或骶神经节(Ⅱ型疱疹病毒),而长期潜伏,进入静止状态。当某种诱发因素如焦虑、精神创伤、受凉、创伤、感染、药物过敏、高热、月经、妊娠等破坏身体生理平衡时,神经细胞中出现病毒增殖所需的特异性转录酶,激活病毒而引起复发,体液抗体并不能制止疱疹病毒复发,细胞免疫减弱对复发有重大影响。HSV-1感染的生殖器疱疹复发率远较HSV-2感染的生殖器疱疹复发率低。

机体免疫力下降是复发的主要原因,身体免疫能力的增强,复发次数会逐渐减少或不再复发。患者在日常生活中需要注意的是不必过分紧张,心理负担过重反而会诱发该病,忌烟酒,规律生活,加强锻炼,尽量不要熬夜,做到劳逸结合。在医生的指导下合理使用避孕套过性生活,避免感染配偶或性伴。同时还应积极动员性伴侣进行检查治疗。

当前许多抗病毒药物均有一定副作用,应在专科医生指导下用药,切忌在发病时自行无规律服用消炎药,包括抗病毒药。

220. 为什么在不知不觉中得了梅毒

梅毒是由苍白螺旋体引起的一种慢性、系统性的性传播疾病。《中华人民共和国传染病防治法》中，梅毒被列为乙类防治管理的病种。梅毒螺旋体对温度、干燥均特别敏感，离体干燥 1 ~ 2 小时死亡，41℃中 1 小时死亡，对化学消毒剂敏感。可见梅毒螺旋体在离体环境中是很脆弱的，一旦人体感染后，其可以存在于被感染者唾液、血液、精液、乳汁、损伤的皮肤黏膜等处，凡是接触了这些体液或部位的人都有可能被感染，其传染性又变得很强。

梅毒可分为后天获得性梅毒和胎传梅毒（先天梅毒）。梅毒是通过外界传播获得，梅毒患者都有接触史。那么，生活中有哪些高危因素会导致梅毒的感染呢？

（1）高危性生活。梅毒的典型临床症状是皮肤黏膜损害，在这些损害渗出液或组织中，可查到梅毒螺旋体，一旦接触摩擦有皮损时就可以感染。

（2）与梅毒患者有接触史，尤其是有临床症状的患者，接吻、共用洗浴用品等。

（3）血液传播，比如说你在医院住院期间输过血或者是你的身体某个部位受伤了，而伤口接触了其他感染者的血液或者体液，也一样可以通过血液感染梅毒。有很多人其实自我防范意识非常淡薄，自己的家人或者亲人受伤了在出血，他们都是直接用手去接触伤者的血液，其实这是很危险的行为，因为不光是梅毒，很多疾病都是通过血液传播的。

一旦确诊梅毒，就要在医生的指导下治疗，同时做好隔离措施，避免进一步传给家人。

221. 艾滋病离我们远吗？哪些是高危人群

艾滋病（acquired immune deficiency syndrome，AIDS），即获得性免疫缺陷综合征，是人体感染了人类免疫缺陷病毒（human immunodeficiency virus，HIV）（又称艾滋病病毒）所导致的传染病。

HIV 是一种能攻击人体免疫系统的病毒。它把人体免疫系统中最重要的淋巴组织作为攻击目标，大量破坏淋巴组织，破坏人的免疫系统，使人体成为各种疾病的载体。HIV 本身并不会引发任何疾病，而是当免疫系统被 HIV 破坏后，人体由于抵抗能力过低，导致各种感染或恶性肿瘤等而死亡。

艾滋病起源于非洲，后由移民带入美国。1981 年，世界上第一次有了艾滋病的正式记载，1982 年，这种疾病被命名为"艾滋病"。不久以后，艾滋病迅速蔓延到各大洲。1985 年，我国第一次发现艾滋病。短短 4 年内就由非洲传入我国，有关数据显示，估计中国现存艾滋病病毒感染者和艾滋病患者 74 万余人。艾滋病在世界范围内的传播越来越迅猛，严重威胁着人类的健康和社会的发展，已成为威胁人们健康的第四大杀手。

艾滋病的传播途径只有性接触传播、血液传播、母婴传播这 3 种。性传播为艾滋病主要传播途径，主要包括异性传播和同性传播，近些年来，同性传播上升速度明显。

那么，哪些属于高危人群呢？

（1）性伴侣较多者，感染 HIV 的概率就越大，尤其是滥交的人，感染 HIV 概率更大。

（2）有肛交行为的男同性恋患者，肛交的传播概率要大于正常性接触，由于皮肤黏膜受损更易导致感染。

（3）同时患有其他性传播疾病者，特别是伴有可以导致溃疡的性传播疾病，如梅毒、生殖器疱疹、软下疳等，那么单次性接触感染的危险性就大大地增加了。因为皮肤黏膜受损，导致屏障功能障碍，HIV 病毒可以通过受损的部位进入到体内。

（4）共用针头或注射器吸毒者，以及从事与血液制品有关操作者，两者都有可能接触艾滋病毒感染者血液，通过血液传播途径感染。

艾滋病固然可怕，了解艾滋病的传播途径，就会对艾滋病有正确的认识，学习艾滋病防治知识，对于保护自我尤为重要。如何让艾滋病远离我们？生活中要做到以下几点：杜绝婚外性行为，使用安全套，远离毒品，积极治疗其他性传播疾病，定期体检。

第十四讲

男性养生策略谈

> 【导读】《黄帝内经》强调"阴平阳秘，精神乃治"，这是人体的健康标准。养生就要围绕"法于阴阳""把握阴阳"以及"和于阴阳"来展开。由于"四时阴阳"是"万物之根本"，所以中医养生之道就是要顺从"四时"阴阳变化规律，讲求"春夏养阳，秋冬养阴"，房事养生也要顺从这个法则。

话题一　夏季养生话养"长"<<<<

222. 为什么夏季养生的特点是养"长"

一年四季，春夏秋冬，自然界的阳气运行状态分别有着"生、长、收、藏"的特点。如春天大地复苏，绿意盎然，它的特点是"萌生"；夏天枝繁叶茂，郁郁葱葱，它的特点是"成长"；秋天橙黄橘绿，硕果累累，它的特点是"收敛"；冬天枝枯叶落，万物凋零，它的特点是"封藏"。所以春天要懂得养"生"之道，夏天要懂得养"长"之道，秋天要懂得养"收"之道，冬天要懂得养"藏"之道。《黄帝内经》提出"春夏养阳，秋冬养阴"就是这个道理，其中"养阳"就是养"生"、养"长"，"养阴"就是养"收"、养"藏"。总之，养生之道乃顺从一年四季大自然阴阳的变化来调节自身阴阳的平衡。

223. 为什么说夏季养生要从"心"开始

《黄帝内经》讲"心"为"五脏六腑之大主也，精神之所舍也"，所以中医的"心"不同于西医的"心",它是生命活动(包括精神活动在内)总的指挥官。本来中医养生讲的"四时调神"就离不开"心",只是这里讲的夏季养生更注重养"心",理由如下。

(1)"心"气通于夏:古人常说"天人相应",意思就是人体和整个自然界是相通的,所以《黄帝内经》讲心气与夏天之气是相通的,都属于五行的"火"。

(2)暑气耗气伤阴,最易伤"心"。

224. 夏季如何养"长"、养"心"

(1)避暑:以防暑热伤阴。

(2)调整心态:①不要厌恶日时太长,不要发怒、急躁,所谓"心静自然凉",尤其老年人更应注意,发火会引起心肌缺血、心律失常、血压升高。②要心平气和,保持愉快,使气机宣畅,中医讲肝气郁结容易化火。③要振奋精神,保持对外界事物的浓厚兴趣,使心气更为舒畅条达。

(3)适度运动:出一身"养生汗",以宣发阳气。出汗有八大作用:排出毒素、控制血压、促进消化、防止骨质疏松、增强记忆、护肤美容、减肥、让男人更有魅力。

(4)饮食起居:①脾胃正常者,适当加些清心安神之品,如莲子粥、百合粥、绿豆汤、赤豆汤等,胃寒者多吃姜。②生活起居注意保养阳气,夏季由于阳气浮于外,阴气伏于内,故要注重阳气的保养,如防止过汗伤阳,预防"空调病"(食欲下降、胃痛、腹泻、腰酸痛、四肢僵硬)。

225. 为什么说夏季养生重点在"三伏"

(1)何谓"三伏天"?三伏天指小暑和立秋之间的一段时间,是一年中气温最高且又潮湿、闷热的日子。初伏10天:7月17日至7月26日。中伏20天:7月27日至8月15日。末伏10天:8月16日至8月25日。

(2)"三伏"是冬病夏治("春夏养阳")的最佳时机。①冬病夏治的来历:三伏天是全年气温最高、人体阳气最旺盛的时候,这时候采用温热助阳的药物对阳虚之体进行治疗，可以起到四两拨千斤的效果。②冬病夏治的适应证：适用于阳虚和气虚体质，多见乏力、嗜睡、腰酸怕冷、关节冷痛、容易腹泻等。常见病如风湿疼痛、关节炎、骨质增生、腰肌劳损、哮喘、慢性支气管炎、鼻炎、胃痛、痛经等。

226.夏季养生要注意哪些事项

（1）不要"以冷抗热"：夏天冷水冲洗，容易诱发交感神经兴奋，有可能引起颅内及心血管功能异常，对于那些本来就有心脑血管疾病的患者，尤其要注意。

（2）衣服不是穿得越少越好：夏天外界气温接近或超过37℃时，人体皮肤不但不能散热，反而会从外界环境中吸收热量，因此夏季赤膊不利于解暑。

（3）晨练不宜太早：夏季空气污染物在早晨六点前不易扩散，晨练最好六点以后开始。

（4）肠胃不要受凉：夏季是肠道疾病的高发期，要注意暖胃、杀菌。

（5）喝水不要太快：夏天口渴，有的人喜欢大口大口的喝水，这是不太好的习惯。因为夏天血管扩张，如果喝水太快，水分会快速进入血液，增加心脏负担，尤其是患有冠心病的人更要注意。

话题二 冬季养生在于"藏" <<<<

227.以肾为本，补肾养精

《黄帝内经》指出："肾者，主蛰，封藏之本，精之处也。"所以补肾养精就是养"藏"之道。养"精"秘诀：①节欲保精（房事养生）；②经络按摩（足少阴肾经、涌泉穴）；③合理饮食（包括食补）；④补肾操，叩齿、按摩耳廓、腹式呼吸、提肛。

228.精神内守，病安从来

保持精神宁静、安谧，尽量控制个人精神活动，最好能做到情绪含蓄而不外露，所谓"喜怒不形于色"。中医讲"心肾相交"，心火下潜补肾，肾水上蒸养心。所以宁心安神也能补肾。

229. 睡眠充足，阳气潜藏，阴津蓄积

中医养生本质是"四时调神"，其实一天犹如一年，即朝者为春，日中为夏，日入为秋，夜半为冬。所以"春夏养阳，秋冬养阴"可以理解为"白天养阳，晚上养阴"，睡眠充足就是养阴，就是补肾。

230. 冬季滋补理由——"冬令进补，春天打虎"

（1）人体经历了春、夏、秋三季，消耗了很多体力和能量，"透支"已到极顶，冬季急需进补。

（2）冬季进补，养精蓄锐，为来年的阳气生发储备物质条件。

（3）冬季一方面人体代谢相对缓慢，消耗较少；另一方面，阳气内收，消化增强，故冬季进补往往能收到事半功倍的效果。

231. 冬季有哪些食补值得推荐

（1）阳虚：羊肉、狗肉、鸡肉等。

（2）气血亏虚：鹅肉、鸭肉、乌鸡等。

（3）阴虚燥热：枸杞子、红枣、木耳、黑芝麻、核桃肉等。

（4）脾虚：红枣、山药、生姜、茯苓、薏苡仁（米仁）等。

《黄帝内经》云："肾者主水，受五脏六腑之精而藏之。"说明只有五脏六腑功能正常，肾精才会充足。由于脾为"后天之本"，气血生化之源，故补肾的同时尤其重视补脾。

话题三 从"五月九毒日"谈男性房事养生如何"顺时" <<<<

232. "五月九毒日"原义是指房事的忌日

《素女经》说："五月十六日一天地牡牝（交合之义——笔者注）日，不可行房，犯之不出三年必死。"《四民月令》云："五月是曰仲夏，是月也，

至之日阴阳争,血气散,先后日至各五日寝别内外。"所谓"五月九毒日"是指农历五月初五、初六、初七、十五、十六、十七以及二五、二六、二七,此九天为"天地交泰九毒日",故农历五月又俗称毒月,要求远离房事,以免耗气伤精。这从中医理论和养生的角度讲,是有一些道理,可以借鉴,但不必完全当真,笔者从事男科近30年,从未碰到五月房事"中毒"的患者,只是五月份湿气比较重,男性外阴得霉菌感染的倒不少,但这不是"五月九毒日"的主要内容。

233."五月九毒日"与中医讲究四时养生有关

养生一词最早见于《庄子·内篇》,就是保养生命的意思。在《黄帝内经》中,养生有广义和狭义之分。广义的养生与上面的意思相同,狭义的养生专指养"生"之气,这个"生"气,就是春天的升发之气。中医认为,一年四季,春夏秋冬,自然界的阳气运行状态分别有着"生、长、收、藏"的特点,所以春天要懂得养"生"之道,夏天要懂得养"长"之道,秋天要懂得养"收"之道,冬天要懂得养"藏"之道。《素问·四气调神大论》提出"春夏养阳,秋冬养阴"就是这个道理,其中"养阳"就是养"生"、养"长","养阴"就是养"收"、养"藏"。可见,"养阳"并不是简单的吃些补阳药,养阴也不是简单的吃些养阴药。养生要求人们的生活起居,包括形体活动、衣着、饮食调配、房事、精神调摄等,都要顺应四时昼夜的变化,即符合"春夏养阳,秋冬养阴"的原则。

234. 如何正确理解房事要避开"五月九毒日"

(1)要从农历五月的气候特点和大自然阴阳之气的变化来分析。古代研究气候对人体的影响,专门有一种理论,叫作"五运六气"学说。农历五月少阳相火主持,天气由暖变热,暑气流行,地气上蒸,故曰"天地交泰"。在《素问·四气调神大论》中则叫"天地气交"。本来天地阴阳交感是万物滋生的根源,所谓"夏三月,此谓蕃秀,天地气交,万物华实"。但对人体来讲,由于阳气应激于外,阴精耗散于内,故夏天最容易耗气伤阴,即上文提到的"血气散",这个时候人体免疫功能处于低谷,最容易染"毒"。所以,这个时候房事确实应该有所节制,以保存阳气、固守阴精，所谓"春夏养阳"。

（2）古人常从气候寒热的多少判断阴阳和寿夭。如《素问·五常政大论》说："天不足西北，左寒而右凉；地不满东南，右热而左温……阴精所奉其人寿，阳精所降其人夭。"意思是说，西北地势比较高，气温比较低，奉养的阴精多些，故寿命较长；东南地势较低，气温偏高，奉养的阳精多些，故寿命相对短些。其实是气温对人体新陈代谢快慢的影响进而导致寿命的长短。所以，气候炎热的夏季也要重视阴精的保护，注意节欲，以达到延长寿命的目的。这种将气候和养生相结合的观点是相当科学的。

（3）一天之中的阴阳变化和一年一样，也有"春、夏、秋、冬"的变化。《素问·生气通天论》提到："故阳气者，一日而主外，平旦人气生，日中而阳气隆，日西而阳气已虚，气门乃闭。"并强调一日养生要注意"暮而收拒，无扰筋骨，无见雾露"，否则"反此三时，形乃困薄。"意思是，太阳下山后就要收工了，应该闭门休息，早睡以保养身体。这与秋冬养"收"、养"藏"的道理是一样的。如果再回到前面的"五月毒"问题，农历五月覆盖两个节气，芒种和夏至，夏至是北半球一年中白昼最长的一天，昼长夜短，这也是导致阴阳不平衡的原因，阴精奉养得少，故更要注意阴精的保养，房事要少些。还有顺便讲一下，芒种是个农忙季节，古人日出而作，已够辛苦，故夜间房事也要少些，有助于体力的恢复。

（4）中医房事养生强调心身合一。夏日气候炎热，容易心浮气躁。如果心态不好，夫妻双方配合不佳，在这种状态下勉强进行房事，对双方的心身健康均是一种伤害，所以夏日房中摄养对夫妻之间的配合提出更高的要求。

235. 不拘于"五月九毒日"的男性房事养生之道

如上所述，五月九毒，远离房事，有一定道理，但没有那么绝对，更没有那么可怕。房事养生虽强调"顺时"而为，关键在于把握精神实质，不必拘泥于何时何日。尤其是，当前人们的生活水平已今非昔比，养生观念比古人也有质的区别。

首先，现在有空调，可以模拟秋冬的环境，同样在夏天也可以达到养"收"、养"藏"的目的，因此，性生活也没有必要像古人那样约束，完全可以因人因时因地而为。其次，现在已知男人的命根子（睾丸）保养很重要，睾丸的温度要比体温低2℃，才会对生精有利，才能让男人保持旺盛的精力，这也是它必须挂在外面的原因，故平时要避免让它经常处于"夏天"的气候之中（如久坐或坐不透气的坐垫等），尽量让它在"秋冬"的环境中生活（多穿透热、透气的裤子），以利于养"收"、养"藏"。再者，遵循"心身合一"原则指导房事养生，夏日要做到静心养神，所谓"心静自然凉"，化被动为主动，养精蓄锐，调情摄志，两情相悦，心身融合，必能达到满意健康的性生活。总之，养生的最佳境界是《素问·四气调神大论》提到的："顺四时而适寒暑，和喜怒而安居处，节阴阳而调刚柔，如是则僻邪不至，长生久视。"这同样也适合于一年四季的男性房事养生。